コロナ感染を終決させよう

89歳・現役医師からのメッセージ

医療法人創流会朝日病院名誉院長
力丸米雄
Rikimaru Yoneo

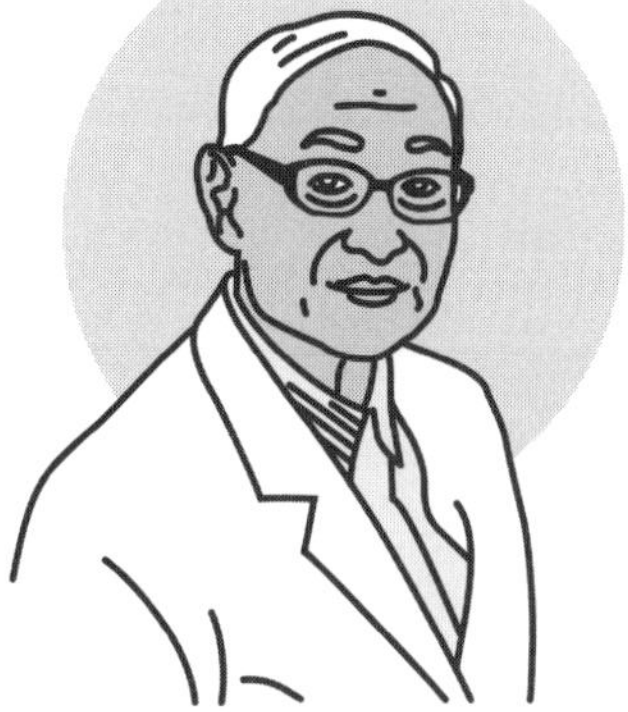

現代書林

コロナ後を、元気に生きる！

・コロナ感染流行を早く終わらせ、次のステップを考えておきましょう！
・コロナが収まった後を、元気に楽しく生きましょう！
・このパンデミックの、稀で、貴重な体験を、
　ただ嫌な思い出と、忘れてしまわないで！
・私たち自身で獲得した、知識を生かす番です。
・閉塞した時間を耐えていた反動を、逆に活かして、
　明るく愉快に生きる道をつくりましょう！
——これができるかどうかは、あなた次第です。

●はじめに

やっと日常が戻ってきそうだ、と思ったら、また新たな〝巨大波〟に襲われる――この3年、世界は新型コロナウイルス感染症に翻弄され続けています。

当初はウイルスからの徹底的な〝逃避〟で、人々は、このコロナ禍をやり過ごそうとしました。しかし、それだけでは、社会経済的に行き詰まってしまうことも経験しました。

確かに、ワクチンの開発で、感染拡大が抑え込まれた事実もあります。しかし、ワクチンの効果をすり抜けて感染する「ブレークスルー感染」も、いまや珍しいことではなくなっています。また、ウイルスが、さらに変異を繰り返せば、現在のワクチンでどこまで対応できるのか、明確なことは分かりません。すでに、第8波の兆しも見えています。

では、私たちはこのコロナ禍の中で、どうしたらいいのでしょうか？

私は、一人の臨床医ですが、コロナウイルスなどの感染症の専門家ではありません。ただし、現役医師ながら89歳の後期高齢者です。つまり、新型コロナウイルス感染症の第一リスクファクター保持者である、ということです。新型コロナウイルスに感染したら、それこそ〝いちコロ〟ですから、その危険性を誰よりも身近に感じてきました。

それが動機になって、日々現実に起きる事実から学びました。感染症をはじめとするさまざまな分野の多くの専門書や論文から教えられました。自衛のためのベストの道を探ったのです。

その結果は、私たち個々人の〝健康度〟を上げる、ということでした。健康度の意味については、本文で詳しく述べますが、「なんだ、そんな当たり前のことか」と言われることです。

しかし、この一見「当たり前」と思えることが、実はウィズコロナの時代を、健康・快適に生きる〝カギ〟となってくるのです。そしてこのことは、案外、誰も注目していない点でもあります。

新型コロナウイルスが、きわめて凶暴だと思っている方も少なくないと思います。確かに、そうした側面もあります。

しかし、本当の問題は、人間の側にこそあるのではないでしょうか。いま、多くの現代人が抱える〝免疫弱化〟という問題――これこそが、新型コロナウイルスのつけ入るスキだったのです。

逆に言えば、このコロナ禍が、私たち人類に、その深刻な事態を教えてくれているのです。私たちは、謙虚に学ぶべきチャンスを手にしたと言えます。

この新型コロナウイルス感染症の流行を克服し、その〝終決〟したあと――ここで、「終結」ではなく「終決」としたのは、人類の意志をもって終わらせる、という意味を込めました――、私たちみんなが、元気に、快適に生きていくために、今回得た知識を活用しましょう。再びこのような悲惨なことが起きないようにするために、本当の健康〝超健康〟をつくる必要があります。

本書を通じ、そのことを読者のみなさんがよく理解し、考え、そして実践していただければ、筆者にとってこの上ない喜びです。

2022年10月

医療法人創流会朝日病院名誉院長

力丸米雄

◆目　次◆

第2章　自らを守る生体防御システム

第6章 ストレスは免疫の大敵だ

第1章

新型コロナウイルスとは何か

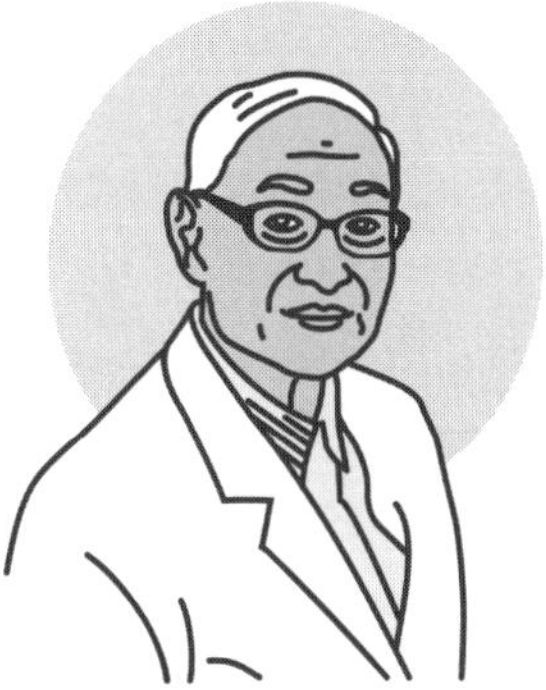

なすべきことを見出すために

「敵を知り己を知れば百戦殆からず」――有名な〝孫氏の兵法〟の一節です。新型コロナウイルス感染症との戦いを戦争に見立てるつもりはありませんが、ウイルスを知り、自分の体を理解することによって、初めて私たち自身のなすべきことが見えてくるはずです。

そもそも、新型コロナウイルス感染症とはどういうものなのでしょうか？

みなさんご存じのことと思いますが、ちょっと振り返ってみます。

最初に発症が確認されたのは、3年前の2019年11月、中国・湖北省武漢市においてでした。「SARS（サーズ）－CoV－2」という新型コロナウイルスに感染することによってかかるこの病気は、新型コロナウイルス感染症「COVID（コビット）－19」と命名されました。

感染すると、初めは風邪のような症状や、味覚・嗅覚障害が起きます。しかし、軽症のまま、あるいは感染しているのに無症状のまま治癒する人もいます。

しかし、高熱に加え、激しい咳や痰、ひどい喉の痛みから呼吸困難に襲われ、重度の肺炎に進行することもあります。さらに、原因は後述しますが、肺血栓塞栓症（肺の動脈などに血栓ができ血流を阻害、組織が壊死する）を発症し、重症化することがあります。ＥＣＭＯ（エクモ）による人工呼吸管理が必要な、重篤な状態に陥ることもあります。その結果、多くの死者も出ています。

一方、コロナ感染症が治っても、後遺症に苦しむ人もかなりいます。尋常ではない倦怠感や呼吸障害、またＰＴＳＤ（心的外傷後ストレス障害）や記憶障害、味覚障害、頭痛、食欲不振など、長くひどい後遺症に悩まされるケースも少なくありません。

しかも、一つの症状と限らず、６割近くの人は三つ以上の症状に苦しめられ、４割ほどの人は生活の質が低下したと感じている、という報告もあります。

その後、新型コロナウイルスがデルタ株からオミクロン株に変異すると、感染力こそ強いものの、毒性は弱まり、重症化する人が少なくなったと言われました。一時、新型コロナウイルス感染症も「これで終息するかもしれない」と、期待されました。

ところが、その後、同じオミクロン株でも亜種の「BA・5」へと置き換わりが進みました。BA・5は、さらに感染力が強まり、一時期、全国で一日に万単位の患者さんが発生しました。第7波です。当然、その分、重症者も増え、深刻な医療逼迫が起きました。

2022年9月現在、日本における新型コロナウイルス感染者は2000万人を超え、死者は約4万3000人にのぼっています。国民の6人に1人以上は感染した計算です。

新型コロナウイルス感染症の国内発生動向

（報告日別新規陽性者数）

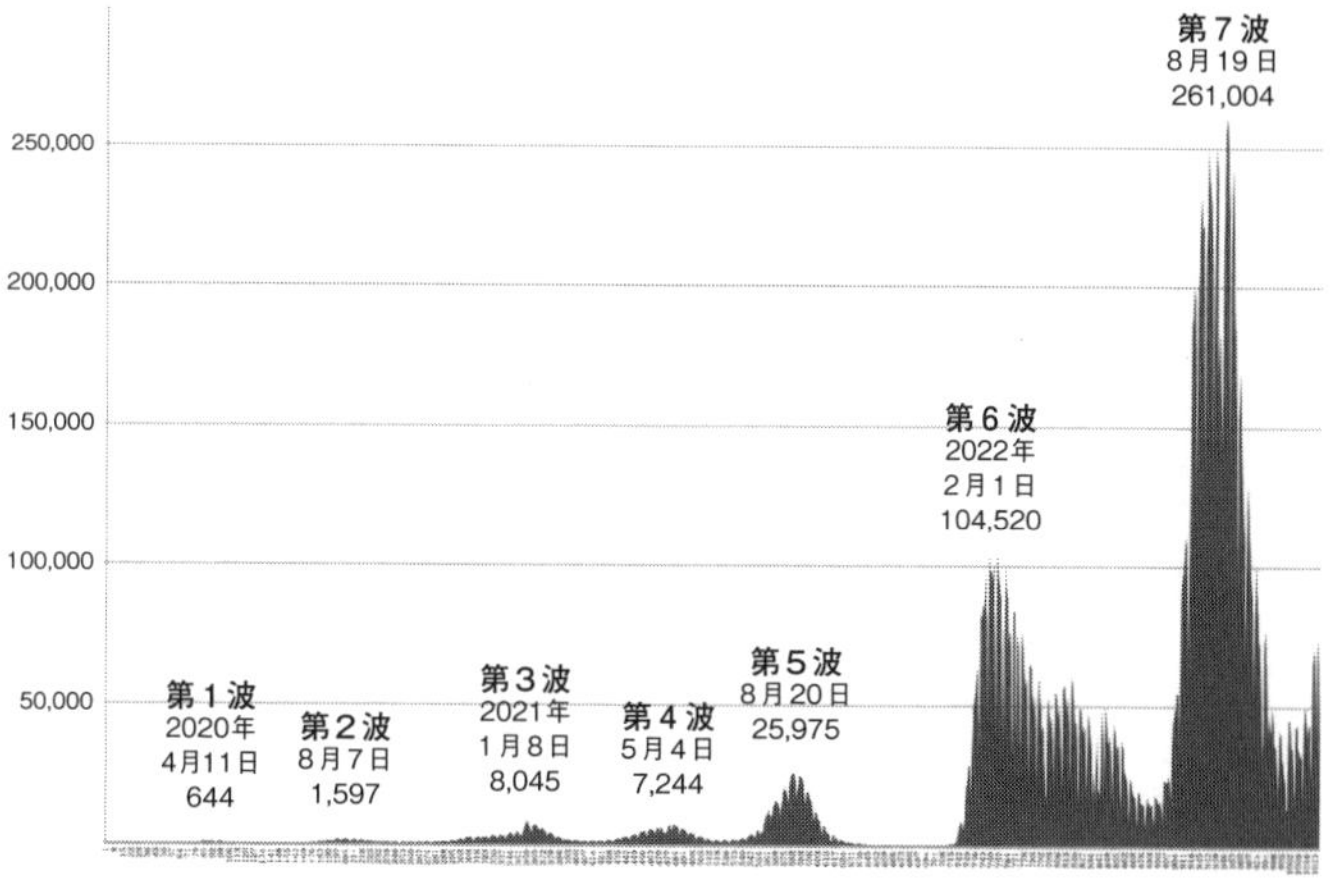

※厚生労働省発表データを基に作成

ただ、そのBA・5がもたらした第7波も、ここにきて沈静化に向かっています。現在の感染者数は、一日数千人規模に落ち着いてきました。

一方、すでに、新型コロナウイルス感染症第8波流行の兆しも見えてきました。今冬には、季節性インフルエンザと同時流行するのではないか、と指摘する専門家の声も少なくありません。そうなれば、再び医療逼迫が現実のものとなります。

私たちの対応が問われます。

新型コロナウイルスの特徴

そもそも「コロナ」という名前の由来が、その姿にあることは、ご承知の通りです。電子顕微鏡で見ると、球状のウイルスの表面が栗のイガのような突起（スパイク）で覆われ、皆既日食のコロナのように見えるところから、この名がつけられました。

コロナは、王様がかぶる王冠のことです。王冠には、上に向かって先が細い三角錐の先に、丸い飾りがついています。新型コロナウイルスのスパイクも、本当は栗のイガのように突起が尖っているのではなく、王冠の飾りのように、その先端は小さなふくらみになっています。

そのふくらみのたんぱく質が、私たちの体の細胞膜表面に付着します。付着する部位は、細胞膜表面に一部顔を出している「ACE−2受容体」（アンジオテンシン

新型コロナウイルスの表面（イメージ）

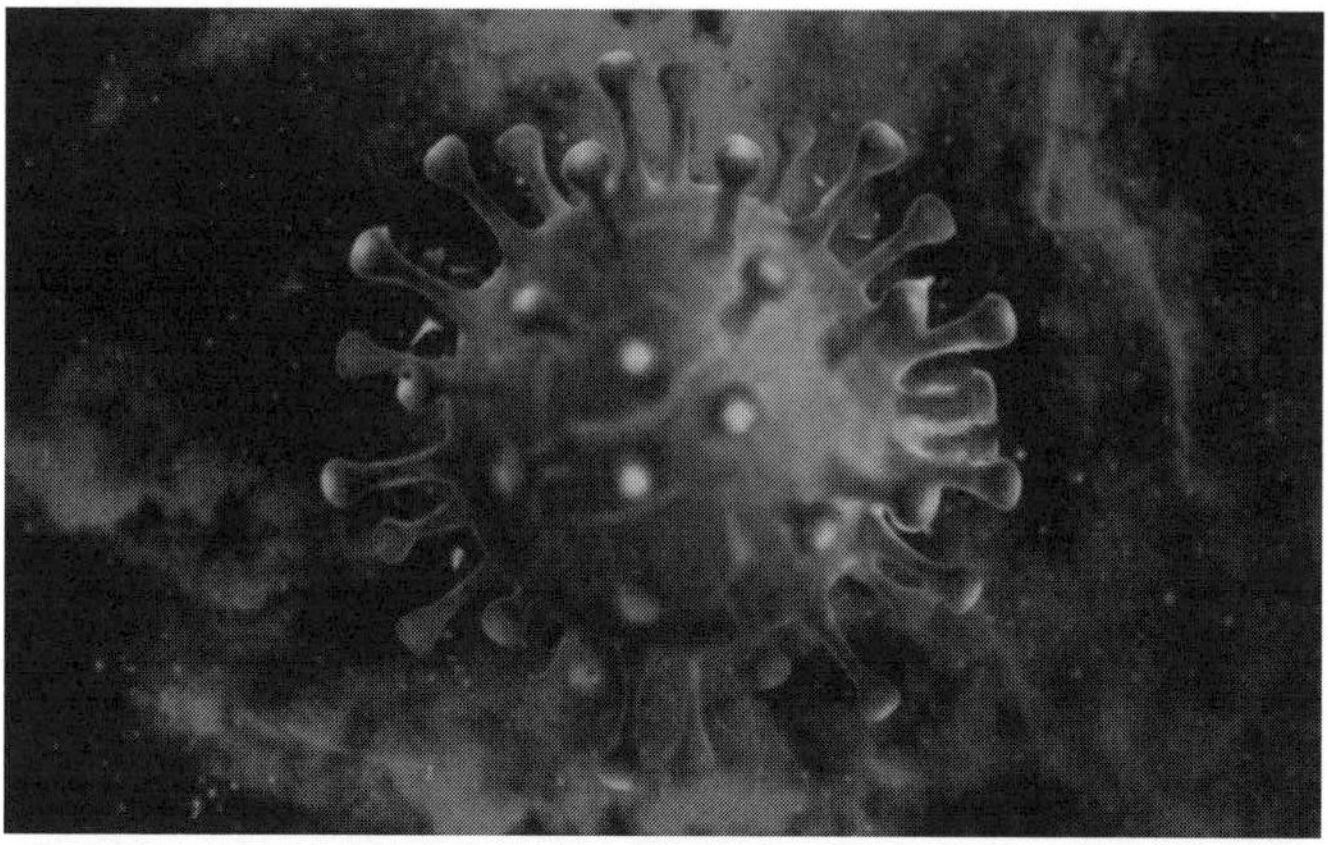

栗のイガのような突起で覆われ、皆既日食のコロナのように見えるところから、この名がつけられた（photo AC）

変換酵素2）といわれる酵素です。詳しくは後述しますが、新型コロナウイルスは、この酵素と結合し、やがて細胞膜を通過、その内部へと侵入していきます。

これが、新型コロナウイルスに感染した状態です。

オミクロン株は、このスパイクたんぱく質に多くの変異が生じたため、既存のワクチンでは効かないのではないか、といった問題が議論されたのです。

ちなみに、ウイルスは同じ感染症を引き起こす細菌などとは違って、生物だとは言い切れません。宿主（ウイルスなどが寄生する生物のこと）の細胞内でしか増えず、自らの力では増殖できないからです。

詳しいことは別の機会に譲りますが、ウイルスとはそういう特殊な存在だということだけは理解しておいてください。

ですから、本文中でウイルスが「生きている」、あるいは「死んだ」などと表記することがあると思いますが、厳密に言えば正しい表現ではありません。分かり易くお伝えするために、ウイルスに分裂・増殖する活性があれば「生きている」、分裂・増殖する活性がなくなれば「死んだ」、といった言い方をさせていただきます。

変異を繰り返し、人間にも感染

さて、コロナウイルスは元来、野生生物を宿主にしていました。それが動物や鳥類などに転々と感染しているうちに、変異を繰り返し、人間に感染する能力を獲得したのです。

これまで、人間に感染するコロナウイルスは６種類ありました。かつて毒性の強いＳＡＲＳ（サーズ／重症急性呼吸器症候群）やＭＥＲＳ（マーズ／中東呼吸器症候群）が、世界的に流行しました。そのほかの４種類は普通のインフルエンザの原因となる程度の弱毒性のものでした。

今回、人間に感染する７番目のコロナウイルスとして発見された新型コロナウイルスは「ＳＡＲＳ－ＣｏＶ－２」と名づけられたことからも分かる通り、ＳＡＲＳを引き起こしたコロナウイルスの仲間です。重症化・死亡率はＳＡＲＳより低いものの、非常に感染力が強いという特徴をもっています。

変異によって免疫に対する抵抗力も変化

先ほど、自らは増殖できないという意味で、ウイルスは生物ではないと言いました。しかし、構造は生物と変わりありません。カプシドというたんぱく質の殻で保護された、自分を増やすための設計図、遺伝子はもっているのです。中心にあるゲノム（遺伝情報のすべて）です。

そのゲノムの構成成分は核酸です。ウイルスの核酸にはDNA(デオキシリボ核酸)とRNA（リボ核酸）という二つのタイプがあります。DNAは安定していますが、RNAは不安定です。結果、RNAタイプのウイルスは、変異をし易い傾向がありま す。

これも、前に説明しましたが、野生動物を宿主としていたコロナウイルスが、人

DNAとRNAの違い

DNA（デオキシリボ核酸・二本鎖）

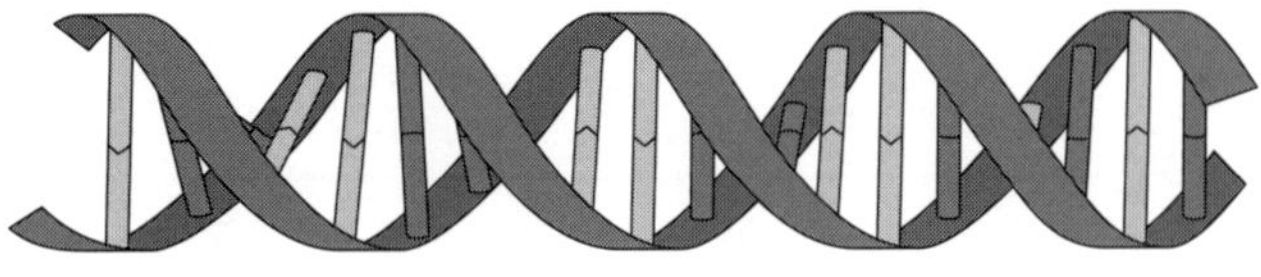

RNA（リボ核酸・一本鎖）

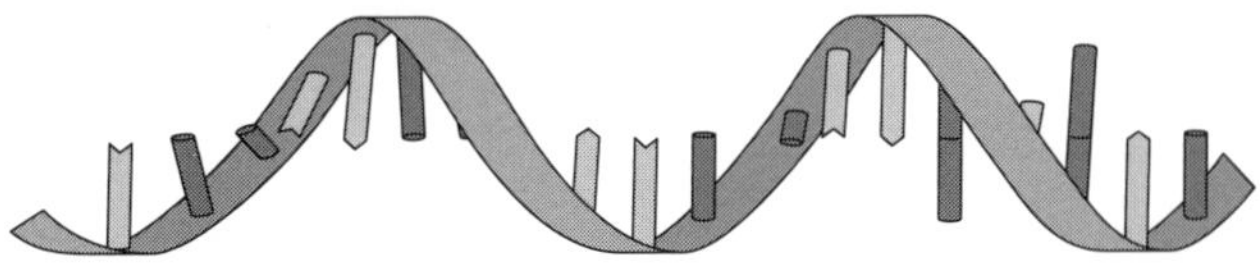

デオキシは「酸素がない」という意味。DNAは酸素原子が1つ欠けており、その結果、DNAよりRNAのほうが不安定になっている。本来、生命情報を担う物質は安定していなければならない

間に感染するようになったのも、この変異によるものです。新型コロナウイルスは、従来のコロナウイルスの変異を起こしたRNAをもつウイルスなのです。

この変異によって、免疫や薬に対する感受性、抵抗力も変化する可能性があります。そのため、RNAタイプの新型コロナウイルスは対応に悪戦苦闘することになるわけです。

明らかになっている感染経路

では、私たちは、どのようにして、この新型コロナウイルスに感染するのでしょうか？　飛沫感染、経口感染、接触感染が、現在明らかになっている確実な感染経路です。

飛沫感染は、感染者の咳、くしゃみで飛び散る唾液などの飛沫を浴びて起こります。近くにいる人の眼、鼻、口などの皮膚や粘膜に飛沫が付着し、その中のウイルスが、細胞膜の表面に付き、内部に侵入、分裂・増殖して発病させます。

経口・接触感染も同様です。感染者から出たウイルスを含む飛沫などが口などに付いたり、またそれが付着した手で、眼、鼻、口に触れたりして感染するのです。

新型コロナウイルスの感染力は、普通のインフルエンザと同等か、やや強い程度

３つの感染経路

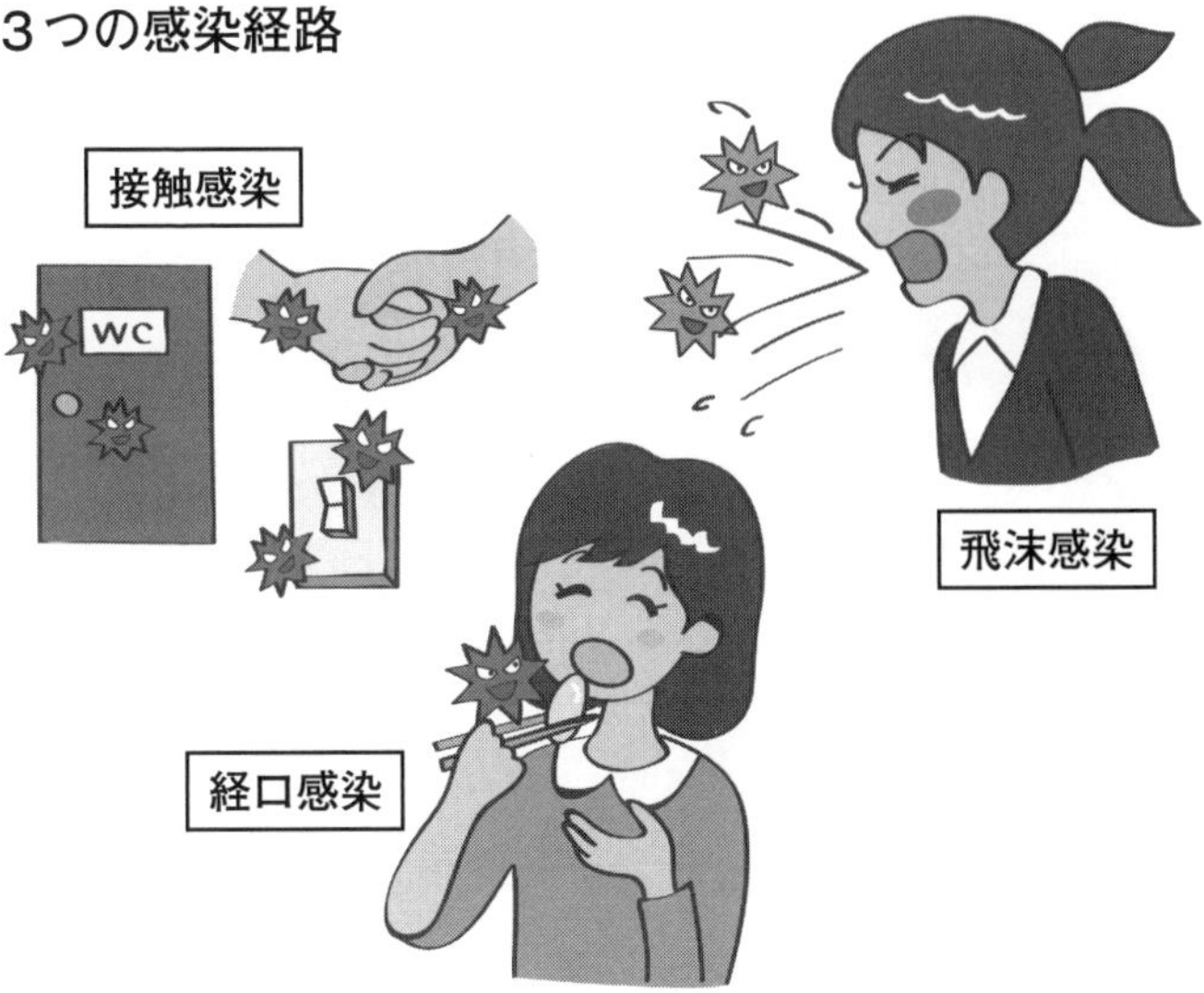

といわれています。

ところで、インフルエンザのように、空気感染はしないのかという疑問をもつ方も多いと思います。当初、その点はあまり問題視されていませんでした。しかし、現実にはその有無は非常に気になるところです。

この問題のカギは、体外に出たウイルスがどの程度の時間、活性を失わずにいられる（生きている）のかという点です。条件によりますが、この新型コロナウイルスの場合、体外に出ても、３時間ほど

エアロゾル感染

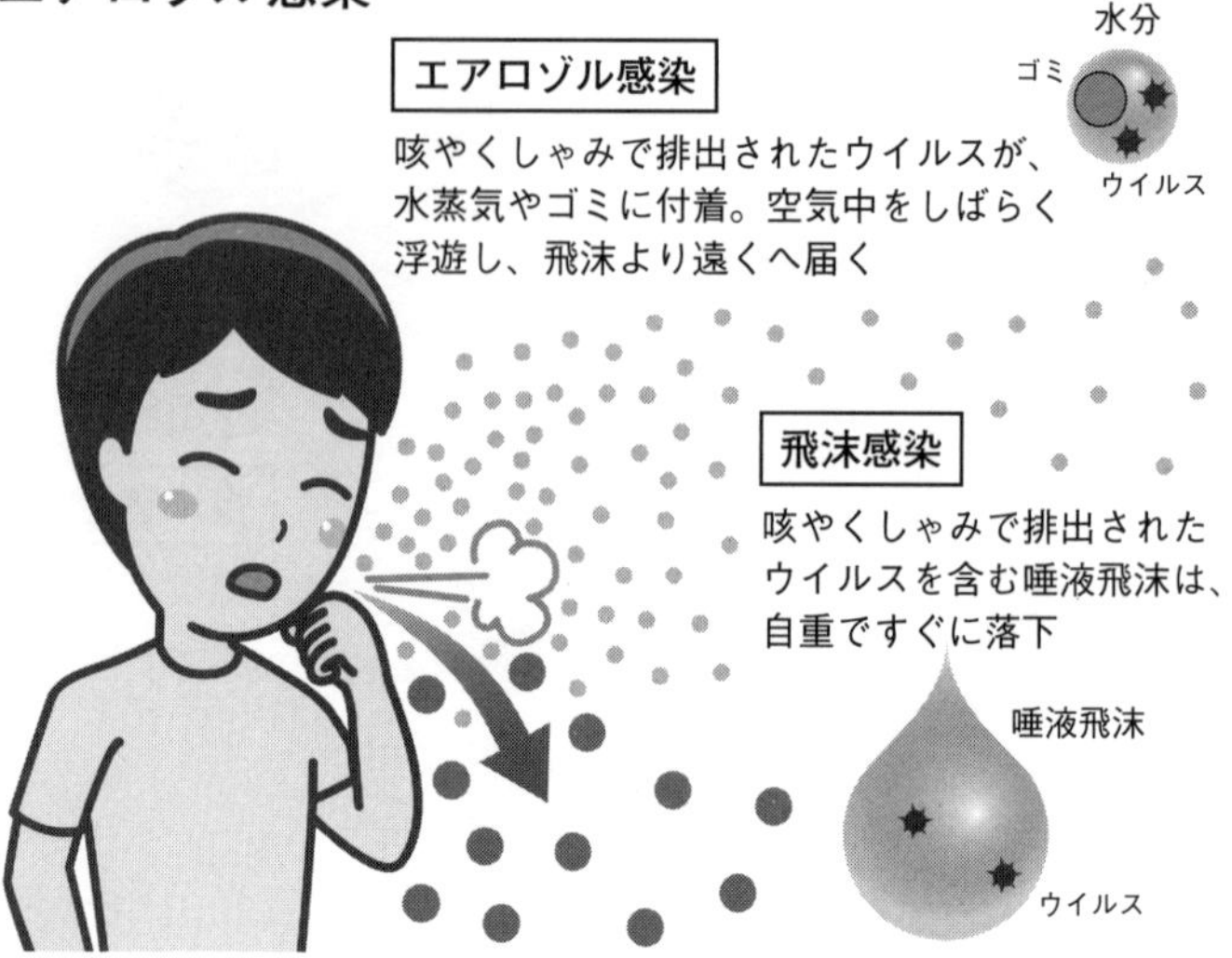

水分
ゴミ
ウイルス
エアロゾル感染
咳やくしゃみで排出されたウイルスが、水蒸気やゴミに付着。空気中をしばらく浮遊し、飛沫より遠くへ届く
飛沫感染
咳やくしゃみで排出されたウイルスを含む唾液飛沫は、自重ですぐに落下
唾液飛沫
ウイルス

は活性を失わずにいることが明らかになっています（米国疾病予防管理センター＝ＣＤＣ）。

咳やくしゃみなどで飛散する飛沫は、乾燥した空気中に浮遊するホコリなどに付着して漂うことがあります。その飛沫に新型コロナウイルスが含まれていれば、どうなるでしょうか？　新型コロナウイルスが、3時間は生きたまま空気中を浮遊することになります。

もちろん、そのときの温度や湿度、風（空気の流れ）などの条件によって、ウイルスの寿命に長短は出ますが、それを吸い込んだり、付着した物を口にしたりすれば、当然、感染する可能性もあり得るということです。いわゆる「エアロゾル感染」です。

したがって、空気感染を問題にしないという立場には、私自身強い疑問を抱いてきました。予防策の一環に「換気の必要性」が挙げられているのも、空気感染の可能性を言っているのにほかなりません。

実際、第7波の襲来にともない、感染症の専門家の間では、このエアロゾル感染を空気感染と同等に扱うべきだ、とする意見が目立ってきています。

重症化し、死に至るメカニズム

さて、新型コロナウイルスに感染した結果、重症化したり、死亡したりするケースがあります。それは、肺炎を起こして呼吸不全になるためといわれます。

しかし、死亡した人を解剖した結果では、肺の細血管や大血管に血栓症が起きているケースが多数見られるそうです。心臓や脳にも、血栓形成がかなりあるようです。

この新型コロナウイルス感染症にかかると、血液がドロドロになり、非常に凝固し易くなって危険なのです。そのため、予防や治療に抗凝固剤が多量使用されています。

では、なぜこのようなことが起こるのでしょうか？　これまでのところ、二つの大きな要因が知られています。

一つ目は、新型コロナウイルスが鼻や口、呼吸気道に多く発現している、前述の細胞膜のＡＣＥ－２受容体から細胞内に侵入し易いためです。このウイルスは、この酵素との親和性が非常に強く、まずＡＣＥ－２受容体に接着して細胞内に侵入し、ゲノムをコピーして増殖します。そして、細胞内がいっぱいになると、細胞膜から細胞外に出て、次の細胞へと侵入します。

新型コロナウイルスの感染メカニズム

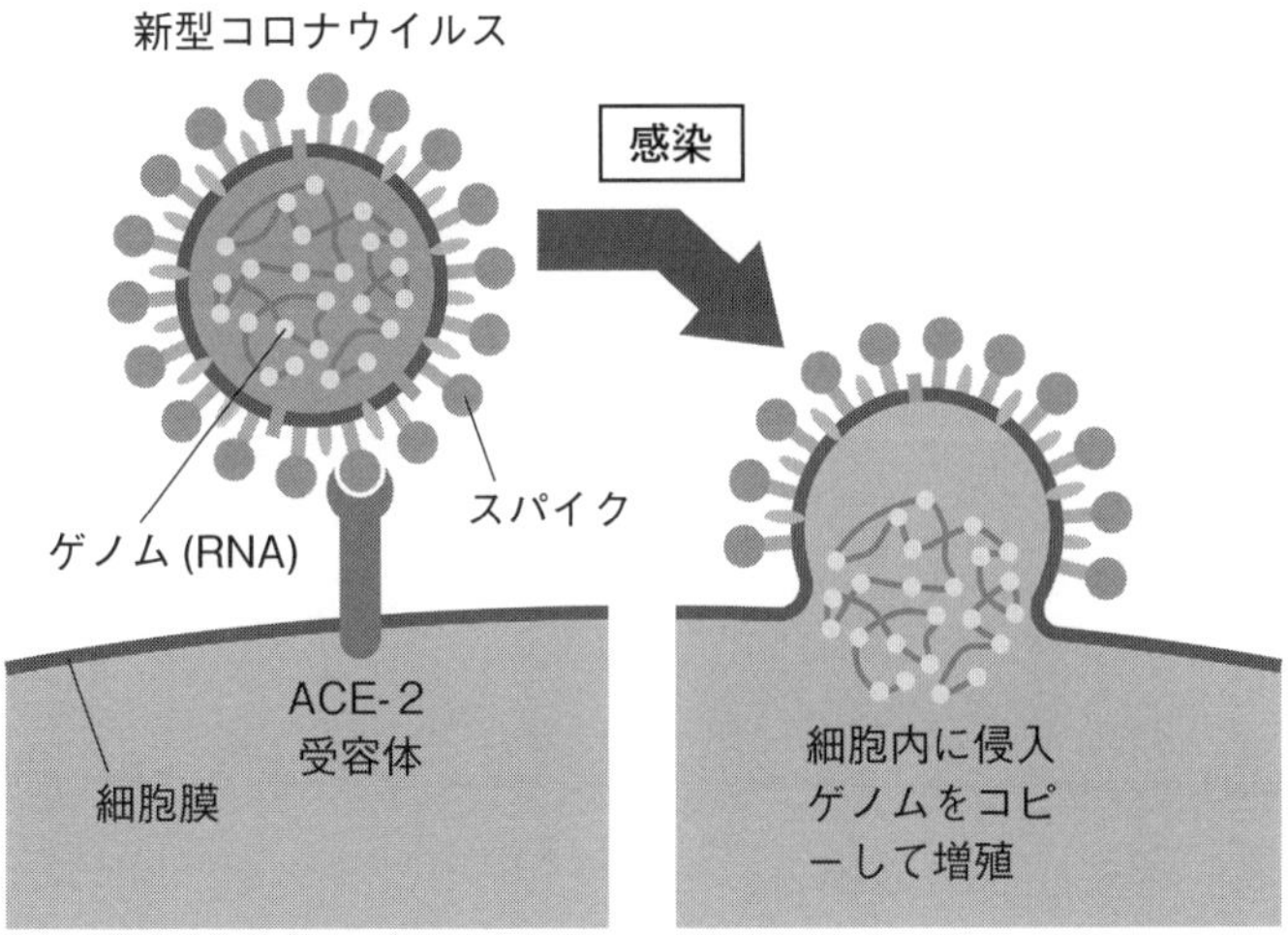

これを繰り返すことにより、多くの細胞に感染が拡がって重症化し、最後には死に至るというわけです。

二つ目は、「サイトカインストーム」といわれる現象です。

サイトカインは、免疫細胞同士、あるいは免疫細胞と生体細胞との間で情報伝達を行うための化学物質で、免疫細胞を活性化させたり抑制したりする働きがあり、免疫機能のバランスを保つための重要な役割を担っています。

新型コロナウイルスが肺の細胞に感

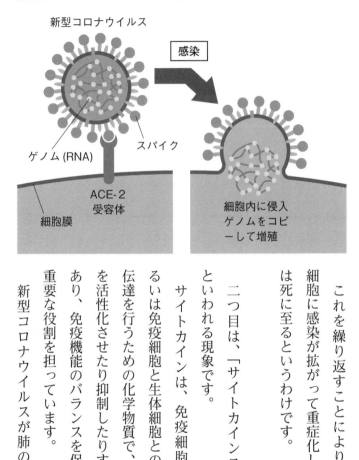

サイトカインストーム

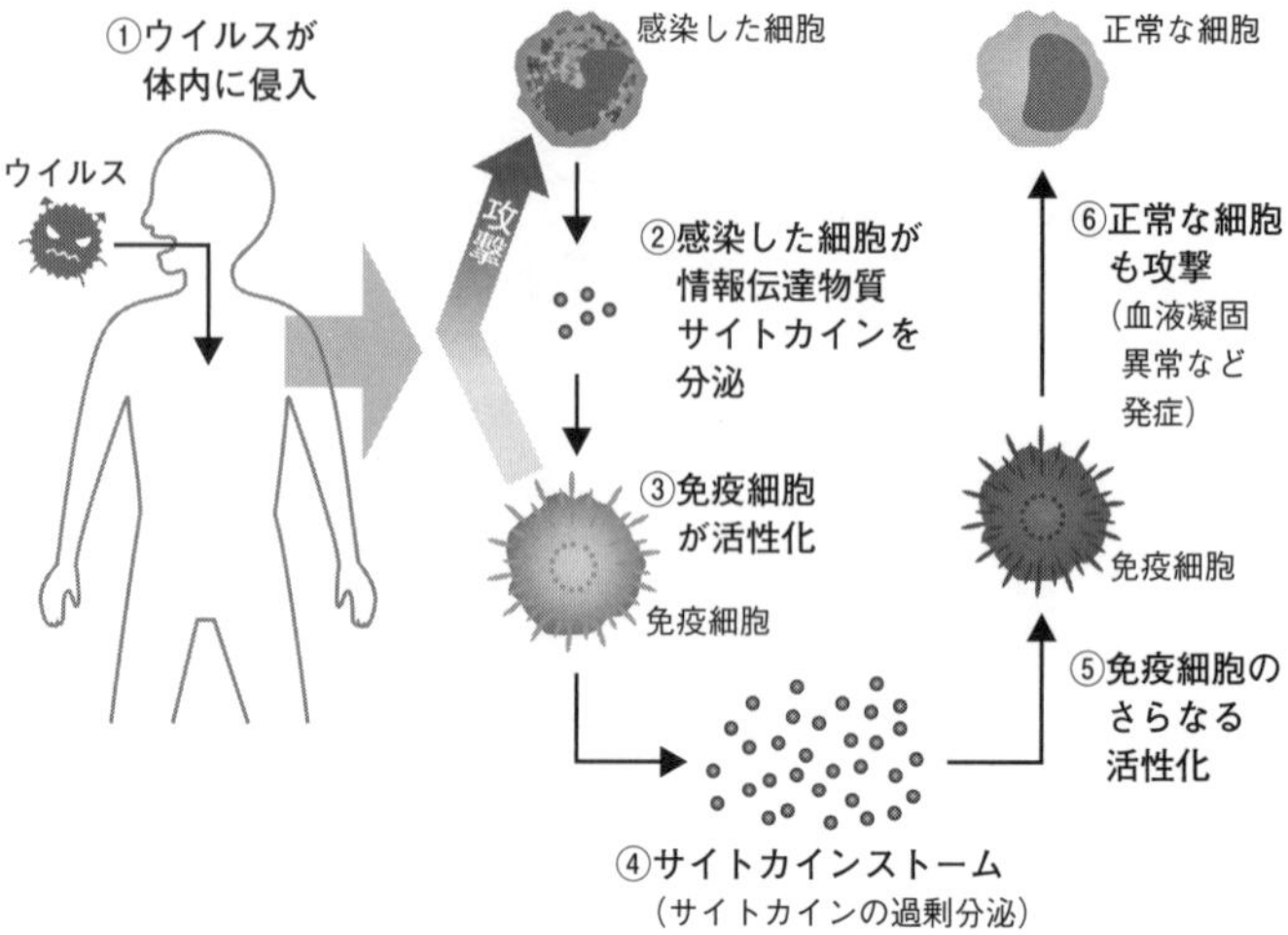
①ウイルスが
体内に侵入
ウイルス
攻撃
感染した細胞
②感染した細胞が
情報伝達物質
サイトカインを
分泌
③免疫細胞
が活性化
免疫細胞
④サイトカインストーム
（サイトカインの過剰分泌）
⑤免疫細胞の
さらなる
活性化
免疫細胞
⑥正常な細胞
も攻撃
（血液凝固
異常など
発症）
正常な細胞

染し、炎症が起きると、その細胞は他の細胞に炎症を抑えるように情報を伝えるため、このサイトカインを分泌します。

ところが、感染が拡大すると炎症も増え、サイトカインが大量に分泌されることになります。その結果、発熱や倦怠感、前項のケースと同じように血液凝固異常が起こり、血栓が形成され、心筋梗塞や肺塞栓、脳梗塞などにつながる危険があるというわけです。まさに〝サイトカインの嵐〟——免疫の暴走なのです。

今回の新型コロナウイルス感染流行の初期においては、重症化や死亡する原因がはっきりせず、大きな不安でした。その後、これらの事実の解明が進んだことで、それぞれ医療的な対処法も分かってきていますし、さまざまな予防法も考えられるようになりました。

ちなみに、ＡＣＥ－２をはじめとする受容体は、もともとウイルスを受け入れるために存在しているわけではありません。生体に必要な化学物質（神経伝達物質やホルモン、種々の生理活性物質など）を選択的に細胞内に取り入れるためのもので、「チャネル」と呼ばれています。

ＡＣＥ－２受容体は、年齢が高くなるにつれて発現が多くなります。５歳以下の幼児ではほとんど発現せず、10歳ころから増加してきます。幼児で感染や重症化するケースが稀で、高齢者で重症化率が高いのは、こうしたことで説明されているわけです。

ただ、新型コロナウイルスの変異にともない、幼児の感染が報告されるようになりました。ACE−2受容体だけでは説明のつかないことが、変異によって起きているのかもしれません。母親から受け継ぐ免疫力（抗体など）が弱いことも、考えられます。現時点では不明です。

保育園などで、クラスター（集団）の発生が多数報告されています。特に、2歳未満の幼児では、比較的重症化する傾向が指摘されており、注意が必要です。

免疫力を含む生体機能の低下

「まえがき」でも触れましたが、私は89歳の後期高齢者、新型コロナウイルス感染症の第一リスクファクター保持者です。その理由の一つは、いま述べた通り、新型コロナウイルスと親和性が高いACE−2受容体が高齢者ほど多いからです。

ただし、高齢者がハイリスクグループとされるのは、それだけが要因ではありりま

新型コロナウイルス感染症の各重症化リスク因子の有無による致死率

重症化リスク因子	解析対象患者数(A)	各重症化リスク因子の保有者数(B)	割合(B/A)	非保有者致死率(死亡者数)	保有者致死率(死亡者数)
慢性閉塞性肺疾患	125,729人	1,433人	1.14%	0.73%(909人)	10.2%(146人)
糖尿病	131,746人	10,735人	8.15%	0.65%(787人)	4.76%(511人)
脂質異常症	128,637人	6,613人	5.14%	0.71%(872人)	3.30%(218人)
高血圧症	137,539人	20,388人	14.8%	0.56%(659人)	4.32%(880人)
慢性腎臓病	126,221人	2,150人	1.70%	0.68%(846人)	14.0%(300人)
悪性腫瘍	126,748人	3,115人	2.46%	0.69%(853人)	8.35%(260人)
肥満	126,824人	4,052人	3.19%	0.75%(917人)	1.55%(63人)
喫煙	134,714人	20,801人	15.4%	0.74%(846人)	0.99%(206人)
免疫抑制	128,848人	2,041人	1.58%	1.13%(1,428人)	7.54%(154人)

※厚生労働省（2021年）のデータから

せん。加齢にともなう動脈硬化による血流障害、代謝・筋力、そして免疫力の低下などが関与しています。退行性・萎縮性の変化が進行し、生体機能全般が低下していることも、新型コロナウイルスに感染・重症化し易くしています。

実は、こうした体の状態は、高齢者に限られるわけではありません。高齢者とともに、新型コロナウイルス感染症のハイリスクグループに挙げられているのは、「基礎疾患」をもつ人たちです。この人たちも、免疫力を含む生体機能全般が低下した状態なのです。

ここでいう基礎疾患とは、がん、糖尿病、高血圧、心疾患、呼吸器疾患、肝疾患、腎疾患、そしてメタボリック症候群などです。主に「生活習慣病」と呼ばれるものです。これらはいずれも、直接・間接的に免疫力の低下につながります。感染・悪化し易くなる病気です。

基礎疾患で最も問題なメタボリック症候群

特に問題なのが、メタボリック症候群です。

メタボリック症候群とは、腹腔内の腸間膜などに脂肪が蓄積する内臓脂肪型肥満に、高血圧や脂質異常（血中の脂質の増加）、高血糖などが重なり、心筋梗塞や脳卒中、糖尿病などを引き起こすリスクが高まっている状態をいいます。

前項で、新型コロナウイルス感染症が重症化する理由の一つとして、サイトカインストームの説明をしました。新型コロナウイルスに感染すると、体内の細胞に炎症が起き、サイトカイン（細胞同士の情報を伝達し、免疫細胞を活性化させたり抑制したりする化学物質）が大量に分泌されます。

その結果、血液凝固異常が起こり、心筋梗塞や肺塞栓、脳梗塞などの危険が高まるという現象です。

内臓脂肪が過剰に蓄積した肥満者では、そもそも内臓脂肪組織内で慢性的な炎症が起きており、分泌されるサイトカインで血管に病変が生じている可能性があります。そこに、新型コロナウイルスが感染すれば、内臓脂肪組織内の炎症は急激に悪化し、心筋梗塞や肺塞栓、脳梗塞などに簡単につながってしまうというわけです。

新型コロナウイルス感染症の重症化です。

ところで、内臓脂肪組織内では、なぜ慢性的な炎症が起きているのでしょうか？肥満に関係するホルモンの一つに、レプチンがあります。脳に達すると食欲を調整するレプチンは、主に脂肪細胞から産生されるので、その量は脂肪細胞の量に比例します。一方、そのレプチンには、自然免疫を刺激して炎症性のサイトカインを産生させる作用があるのです。

メタボリック症候群の問題は、それだけではありません。何度も述べてきましたが、新型コロナウイルスは、細胞膜表面のＡＣＥ−２受容体に付着することで感染します。そのＡＣＥ−２受容体は、鼻や口、呼吸気道、肺などの細胞だけではなく、脂肪細胞にも多く分布しています。当然、肥満になればなるほど、その人の肥満細胞は増え、感染リスクも高まるということになります。

ワクチンが感染予防にきわめて有効な手段であることからも分かる通り、感染症の場合、免疫は私たちの体を細菌やウイルスなどの外敵から守ってくれる最大の防御システムです。それが弱体化してしまっては、感染症に勝てるわけがありません。

新型コロナウイルス感染症の蔓延は、こうした〝人間の側のスキ〟につけ入られたという側面も見逃せないのです。

次の章では、その「生体防御システム」としての免疫力について、詳しく述べていきたいと思います。

コラム①

低下する「高齢者」の生体機能

●生体の老化は幹細胞の老化

新型コロナウイルス感染症の第一リスクファクター保持者である高齢者。その理由は、生体機能の低下にあります。

なぜ、生体機能は高齢化とともに低下するのでしょうか？

私たちの体は、受精卵が分裂、器官形成が進行し、ヒトとしてでき上がります。その後は、古い細胞と新しい細胞の入れ替わりが繰り返されます。その周期は、一番短い腸管内部表面の上皮細胞で数日、一番長い骨の細胞では4年、と言われています。

しかも、その細胞自体にも寿命があります。

ただし、心筋と神経細胞だけは、例外的に入れ替えがありません。心筋も神経細胞も、生涯変わらないのです。

さて、古い細胞と入れ替わる新しい細胞を供給するのは幹細胞（さまざまな組織の細胞の元となる細胞）です。この幹細胞も、加齢とともに老化します。老化した幹細胞は、分化能力が低下し、十分な細胞を供給できなくなります。

その結果、新しい細胞を大量に必要とする血液や、免疫細胞をつくる造血幹細胞が不足して、免疫力などの低下を招く、というわけです。

●老化を引き起こすサイトカイン

さらに、加齢による組織の機能低下を招く原因が、もう一つあると、生物学者の小林武彦東大教授は指摘します。それは、老化した体細胞がばらまく〝毒〟です。

老化した古い細胞は、自ら引き起こすアポトーシスという細胞死によって崩壊するか、免疫細胞によって捕食されるか、そのどちらかしかありません。ところが、老化細胞は、こうした作用も起こりにくくなります。

その結果、老化した細胞が体内の組織に留まるようになります。しかも、その老化した細胞は、周囲にサイトカインを放出するようになるのです。本文でも述べましたが、サイトカインは、細胞同士の情報を伝達する化学物質で、異物を排除するための炎症反応を誘導し、免疫細胞を活性化させる重要な役割を担っています。

ところが、老化細胞から放出されるサイトカインは、持続的な炎症反応を引き起こし、その結果、臓器の機能低下を招きます。

これが、高齢者の生体機能低下の正体なのです。

第2章

自らを守る生体防御システム

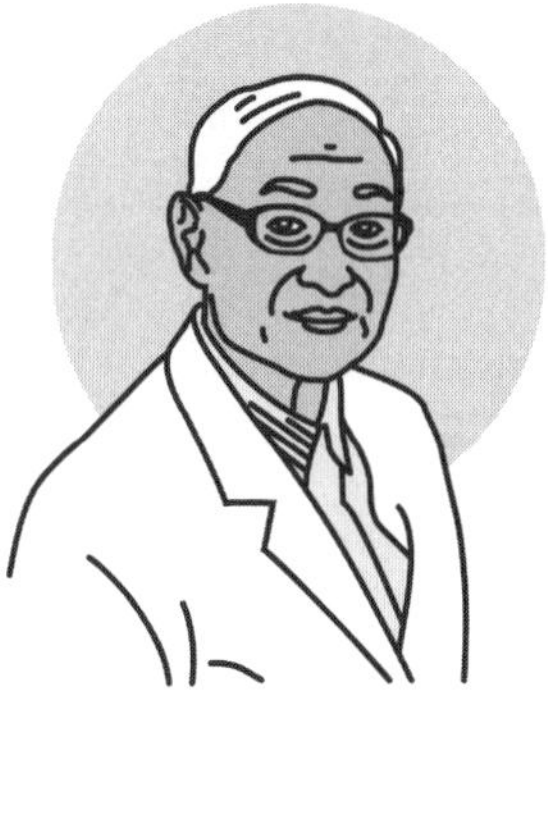

〝逃避〟から〝ワクチン〟に変わった感染防止策

新型コロナウイルス感染症が広がり始めた当初は、マスクの着用や手洗い、そして人流の抑制など、ウイルスから自分の身を遠ざける〝逃避策〟だけが予防法でした。もちろん、現在も、それらは大切な感染防止策の一つです。街角の飲食店には、「会話の際にはマスクを」と注意書きが張り出され、入り口には必ずアルコール消毒液が置かれているのが、日常の風景になっています。

マスクは当然、飛沫感染やエアロゾル感染を防ぐためのもの。手の消毒は接触感染を防ぐためです。

ちなみに、なぜ手の消毒にアルコールが有効かという理由も、知っておいてください。第1章で述べたコロナウイルスのスパイク（ウイルス表面の栗のイガのような突起）に理由があります。細胞に侵入する際に大きな役割を担うこのスパイクは、脂質でできた膜に覆われています。そのため、この膜はアルコールに溶け易く、破壊され易いのです。

ウイルスからの逃避が唯一の感染防止策だったわけですが、ワクチンができたことで、新型コロナウイルス感染症をめぐる様相は一変しました。事実、昨年の夏に日本を襲った第５波が急速に収束に向かった大きな理由の一つに挙げられるのも、このワクチン接種が進んだことだといわれます。

ワクチンといえば、小学校の教科書に出てくるジェンナーの種痘を思い出す方も多いのではないでしょうか。一度かかった感染症には二度かからないという、いわゆる「二度なし現象」を応用したものです。

「獲得免疫」と呼ばれるこの免疫現象は、特定の感染症（今回の場合は新型コロナウイルス感染症）が治った後、一部の「メモリー細胞（記憶細胞＝リンパ球）」が体

mRNA（メッセンジャーRNA）ワクチンの仕組み

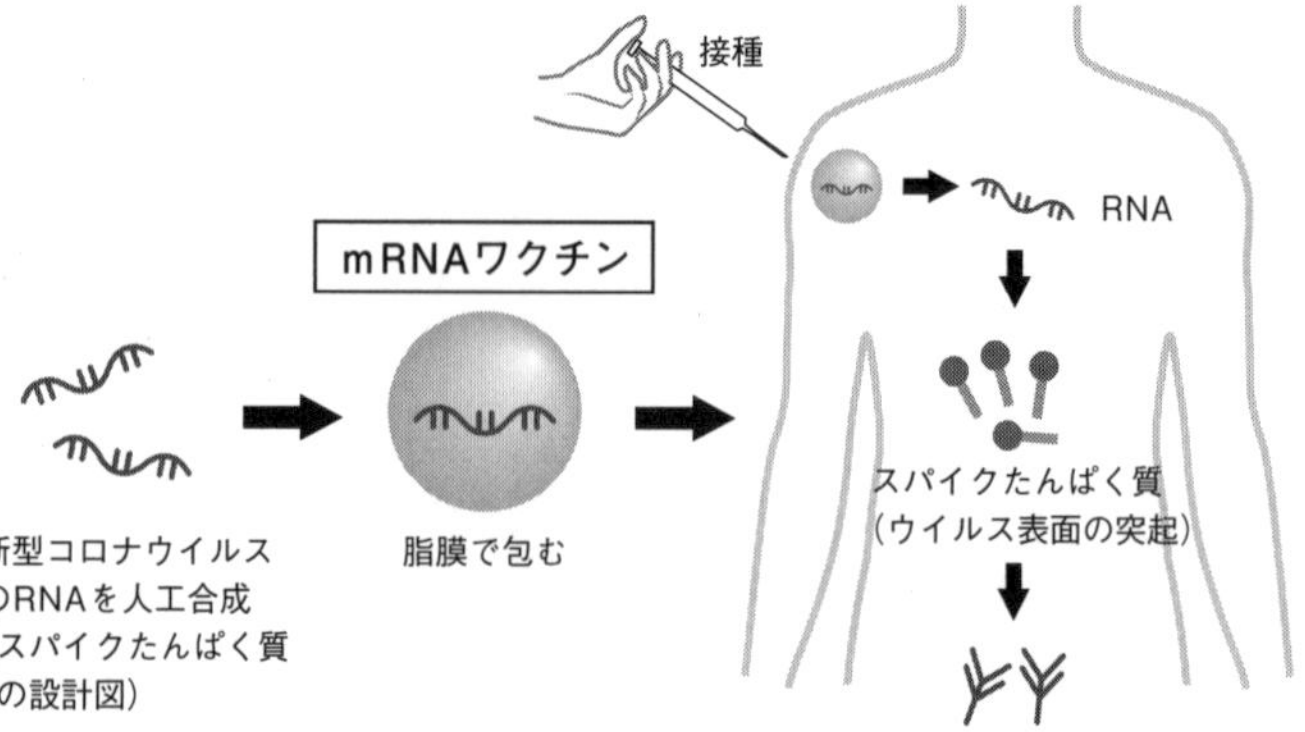
抗体がつくられ、侵入して
きたウイルスを攻撃

※従来のワクチンは、弱毒化、あるいは不活性化したウイルスを直接、体内に入れて、抗体をつくらせた

内に残り、次にまた同種の病原体が侵入してきた際、すばやく抗体（体内に入ってきた病原体などの異物を排除するために働く、「免疫グロブリン」というたんぱく質）をつくって攻撃・排除するというものです。

ワクチン接種は、弱毒化した病原体をあらかじめ投与することによって最初の感染状態を人工的につくり出し、本物の病原体の侵入に備えておこうというわけです。

ただし、今回の新型コロナウイルス用には、mRNA（メッセンジャーR

NA）といった新しいタイプのワクチンが開発されました。弱毒化した病原体を使う（生ワクチン）代わりに、病原体の抗原たんぱく質（生体の免疫応答を引き起こす物質）と同配列のRNAを人工合成してつくったり、無害化された遺伝子組み換えウイルスを使用したりするものです。従来タイプに比べ、開発期間が短くてすむといわれます。

ワクチンも万能ではない……〝免疫弱者〟の存在

日本では現在（2022年9月）、国民の8割以上がワクチンの2回目接種を終え、7割近くの人たちが3回目の接種をしています。しかし、それで新型コロナウイルス感染症を完全に抑止できたかといえば、そうではありません。前述の通り、オミクロン株の亜種「BA・5」が急拡大してしまいました。「ブレークスルー」といわれる、ワクチン接種を済ませた人が感染するケースも増えています。

政府が高齢者に4回目のワクチン接種（ブースター）を勧めているのも、ワクチンの効果が低下しているからにほかなりません。

なぜでしょうか？　次の二つの理由が考えられます。

①コロナウイルスは、変異し易いので、ワクチン接種で抗体ができても、変異ウイルスには効果が弱くなる。

②ワクチン接種を受けた人の基礎的な免疫力が弱いため、せっかくできた抗体が弱く、短期間のうちに消えていく。

①はまさに、現在、流行中のオミクロン株亜種のケースです。しかし、私がなにより注目するのは、②の〝免疫弱者〟の存在です。ここに、今回の新型コロナウイルス感染症問題の核心があると考えているからです。

詳しくは後述しますが、免疫力が弱いと、容易にウイルスに感染します。感染するだけではなく、重症化し、遂には死に至ります。

「コロナパンデミック」（感染症の世界的大流行）が起きたのも、もとは免疫弱者に次々と感染したためです。高齢者やメタボリック症候群などの生活習慣病をもった人々が大勢、犠牲になった理由も、彼らが免疫弱者だったからです。

しかも、免疫弱者の間で感染が繰り返されると、変異ウイルスが生まれ易くなります。変異ウイルスが増えると、ワクチンの感染防止効果も落ちます。

免疫弱者が次々と感染し、一大パンデミックがつくり上げられた――問題の規模が大きすぎるため、このような基本的成り立ちがかえって見えにくくなっています。

しかし、その基本が分かれば、自ずと新型コロナウイルス感染症を終息させる道筋も見えてきます。免疫弱者といわれる人々が、体力を強化し、健康度を上げる。これこそが、最も重要、かつ必要なことなのです。具体的には、生活習慣の改革です。

ただ、この話に入る前に、もう少し免疫について知っておく必要があります。そうしないと、本当の理解が生まれません。結果、正しい行動につながらないからです。

皮膚まで含めた「生体防御機構」という仕組み

免疫といえば、前述の二度なし現象、すなわちワクチンや実際の感染による獲得免疫を思い浮かべる方が多いと思います。しかし、私たちの体は、もっと複雑な要素が絡み合いながら、ウイルスや細菌といった外敵の攻撃から守られています。

「生体防御システム」と呼ばれる、免疫も含めた私たちの体を外敵から守る仕組みについて、さらに詳しく見ていくことにしましょう。

私たちの体には、いくつものバリア（防護壁）があります。獲得免疫もその一つですが、ウイルスや細菌などの外敵が私たちの体をつくる細胞内にたどり着くまでには、大きく分けて三つのバリアを突破してこなければなりません。

皮膚表面と細胞膜の構造

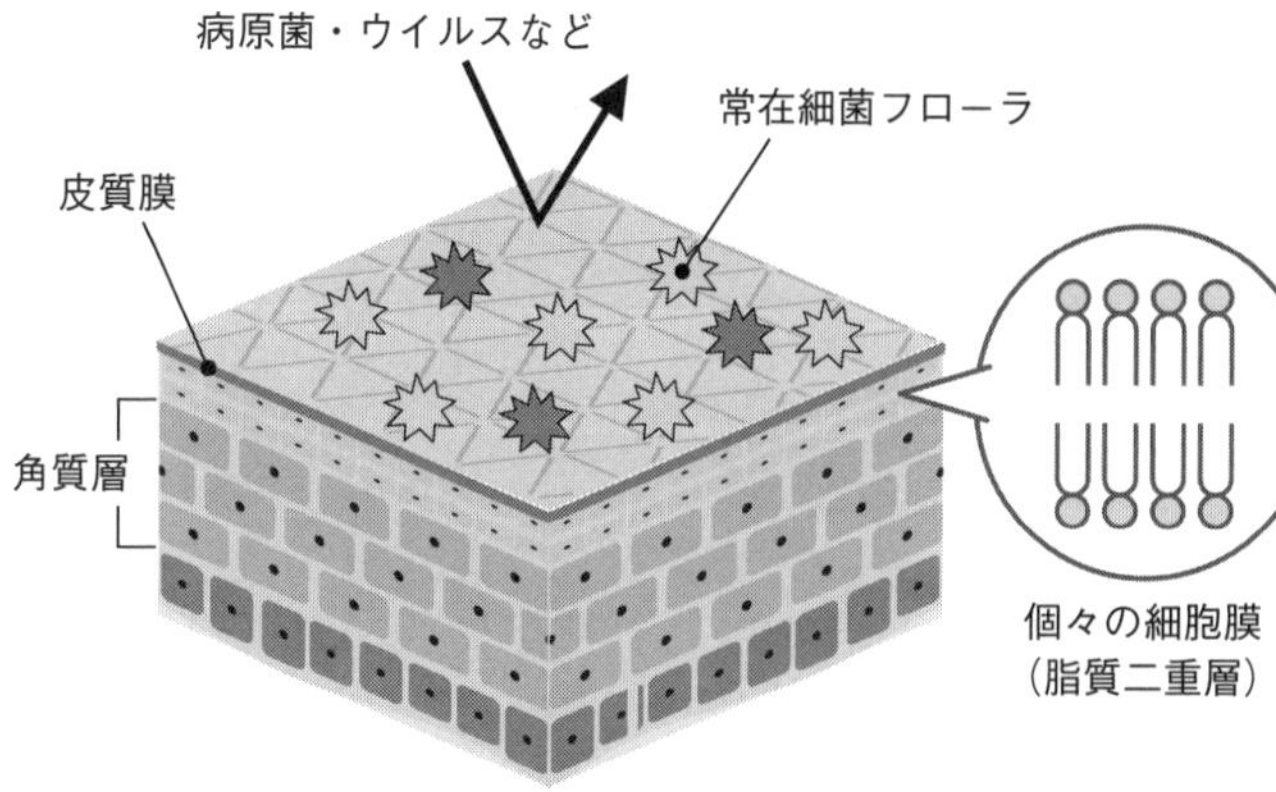

健康な皮膚の表面には、1㎠あたり10,000～100,000個、平均10種類の細菌などの微生物が、皮脂や汗などをエサに生きている

最初のバリアは皮膚です。

私たちの体の細胞は、「脂質二重層」と呼ばれる膜で包まれています。その細胞膜が無傷なら、1万分の1ミリという大きさしかない新型コロナウイルスでも、細胞内に簡単に入り込むことはできません。人体を覆う皮膚の場合、最表面を覆っている保護層（角質、皮脂、皮膚常在細菌フローラ）が健全であれば、皮膚細胞からウイルスが侵入することは困難な仕組みになっているのです。

ちなみに、皮膚常在菌フローラが、なぜ病原体侵入のバリアになるかというと、菌同士の競合が起きるからです。病原体のほうが優勢であれば、バリアを突破して感染が起きるかもしれません。

また、皮膚常在菌フローラに対する抗体が、私たちの体の中に自然に形成されていることも重要です。これが、自然の基礎免疫力になって、病原体への抵抗力を早く発動する基礎になります。免疫応答が、強く、早く起こります。

話を元に戻します。

一方、新型コロナウイルスは、ウイルス表面に突き出たスパイクが私たちの体の細胞表面に顔を出しているACE－2受容体に付着し、細胞内に侵入することで感染します。したがって、ウイルスがACE－2受容体にまで到達しなければ、私たちが新型コロナウイルス感染症にかかることはありません。

新型コロナウイルス感染症は呼吸器系（鼻・のど・肺など）の感染症です。AC

上気道の構造

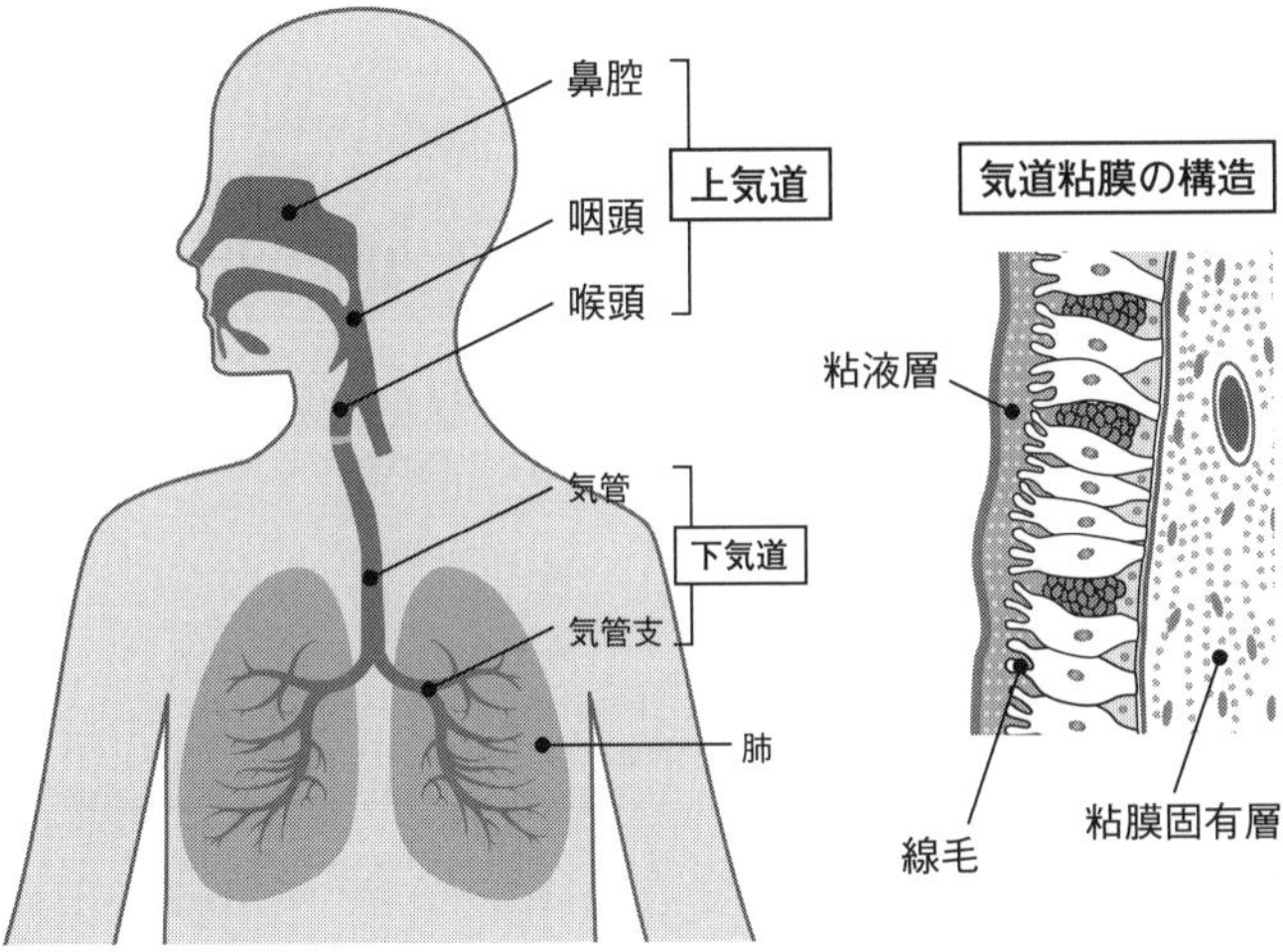

Ｅ－２受容体が多く分布する上気道（鼻からのどまでの気道）の粘膜細胞から侵入し、そこで増殖を繰り返し、さらに肺にまで入り込んできます。肺もまた、ＡＣＥ－２受容体が多く分布する場所です。その結果、肺炎を起こし、重症化して呼吸困難に陥った末に死に至ることもあるというわけです。

では、新型コロナウイルスが上気道の粘膜細胞や肺のＡＣＥ－２受容体に到達し、付着するのを防ぐにはどうしたらいいのでしょうか？

ウイルスには、自分で攻め込んでくる能力はありません。くしゃみなどの飛沫に包まれるなどして、自然に上気道に運ばれ、粘膜細胞に付着します。

しかし、鼻や口につながる喉といった上気道には、それをガードする機能があります。

鼻には鼻水・鼻汁、口には唾液や口腔粘膜腺から分泌される粘液、さらに気道からの喀痰などです。ここでも、「なんだ。そんなものか」と思われるかもしれませんが、これらの分泌物には抗ウイルス作用をもつリゾチームやIgA（免疫グロブリンA）が含まれています。そして、その粘稠性（粘り気）によって捕捉し、気道の表面を覆う線毛の運動によって物理的に排除する、非常に重要な作用もあるのです。

ちなみに、リゾチームは病原体の細胞壁を分解する酵素で、各種の細菌に対して溶菌作用（細菌を溶けたように消滅させる作用）をもっています。肝心なウイルスに対しても、不活性化させる可能性が報告されています。また、IgAは粘膜表面で病原体や毒素と結合し、それらの機能を無効化する作用をもっています。

こうした化学的・物理的作用によって、新型コロナウイルスがＡＣＥ－２受容体にたどり着くのをできるだけ阻止することができます。鼻水や唾液の話にいささか拍子抜けされた方にも、粘液腺の分泌機能を健全に保つことがいかに重要か、ご理解いただけたと思います。

それらを健全に保つ方法については、章をあらためてお伝えしましょう。

第二のバリア「自然免疫」

人類の進化の歴史は、感染症との戦いの歴史そのものです。呼吸をすれば当然、空気とともにウイルスや細菌などの病原体が体の中に入ってきます。それを阻止、あるいは排除できなければ、人類は今日まで生き延びてくることはできませんでした。その人類の生存を支えてきたのが、私たちの体に備わった生体防御機構です。

ウイルスや細菌などの病原体の中には生体防御システムの一環である、前述の第一のバリアを巧みに破り、細胞内に侵入してくるものもあります。そのとき働き出すのが、第二のバリア「自然免疫」です。

自然免疫は、免疫細胞が病原体など異物（非自己）免疫作用において「自己・非自己」は重要な概念です。章末の囲み記事をご参照ください）を認識し、いち早く攻撃・排除する仕組みです。具体的には、「貪食細胞」と呼ばれ、常に体内をパトロールしているマクロファージや好中球、NK（ナチュラルキラー）細胞といった免疫細胞が、その食作用で、見つけ出したウイルスや細菌などの病原体を、まるごと飲み込んで、処理してしまうのです。

自然免疫に関わる免疫細胞の種類と、それぞれの働きについては、次の図にまとめたのでご参照ください。

自然免疫で働く主な免疫細胞

- **血液中の白血球**（免疫細胞は血液中に存在）
  - **単球**
    必要とされる血管外の組織に入ると、マクロファージや樹状細胞に分化・成長する
    - 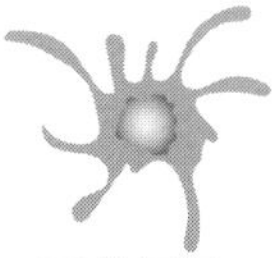
      マクロファージ
      食作用によって、ウイルスなどの異物を捕食、排除。抗原提示を行う。炎症を引き起こす原因にもなる
    - 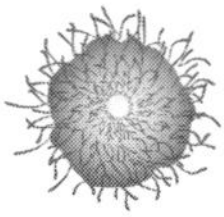
      樹状細胞
      食作用によって、ウイルスなどの異物を捕食、排除。抗原提示を行う
  - 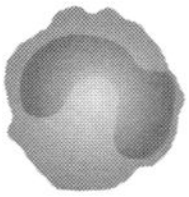
    好中球（顆粒球）
    強力な食作用によって、ウイルスなどの異物を捕食、排除する
  - **リンパ球**
    免疫系の中心。主に獲得免疫で働く
    - 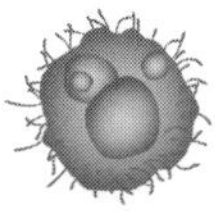
      NK細胞（ナチュラルキラー細胞）
      大型で攻撃能力が高い。常時、体内をめぐり、ウイルスに感染した細胞やがん細胞などを見つけ出して攻撃、排除する

※抗原は、リンパ球によって異物（非自己）と判断されたもの。抗原提示は、抗原を断片にして細胞表面に提示すること（60ページ参照）

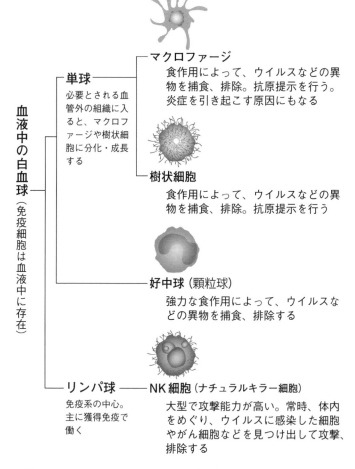

ちなみに、体内で毎日5000個生まれているといわれるがん細胞も、これらの免疫細胞によって異物と認識され、排除・処理されています。ですから、私たちの多くは、がんを発症せずにいることができるのです。

自然免疫は、病原体の侵入に対して、すばやく反応する性質があります。病原体の毒性があまり強くなく、私たちが健康で基礎疾患をもっていなければ、この自然免疫だけで病原体を撃退できます。

一方、前に述べた獲得免疫とは違い、一度経験した病原体を記憶する仕組みが、ありません。そのため、同じ病原体が再度侵入してきたとしても、同じ反応を最初から繰り返すことになります。

しかも、自然免疫は、細胞の中や血液中に入り込んでしまった病原体への対処に、弱点があります。

そこで登場するのが、この章の冒頭で述べた獲得免疫、第三のバリアなのです。

第三のバリア「獲得免疫」

すでに簡単に触れましたが、獲得免疫では、リンパ球が、ウイルスや細菌などの病原体に対して特異的（特定な相手に対してだけ）に作用し、一度感染した病原体の情報を記憶します。その結果、再び同じ病原体が、私たちの体内に入ってくると、さまざまな免疫細胞（キラーT細胞、ＮＫ細胞など）や抗体を動員して効果的に排除することができるのです。

獲得免疫に関わる免疫細胞の種類と、それぞれの働きについては、次の図にまとめたのでご参照ください。

獲得免疫で働く主な免疫細胞

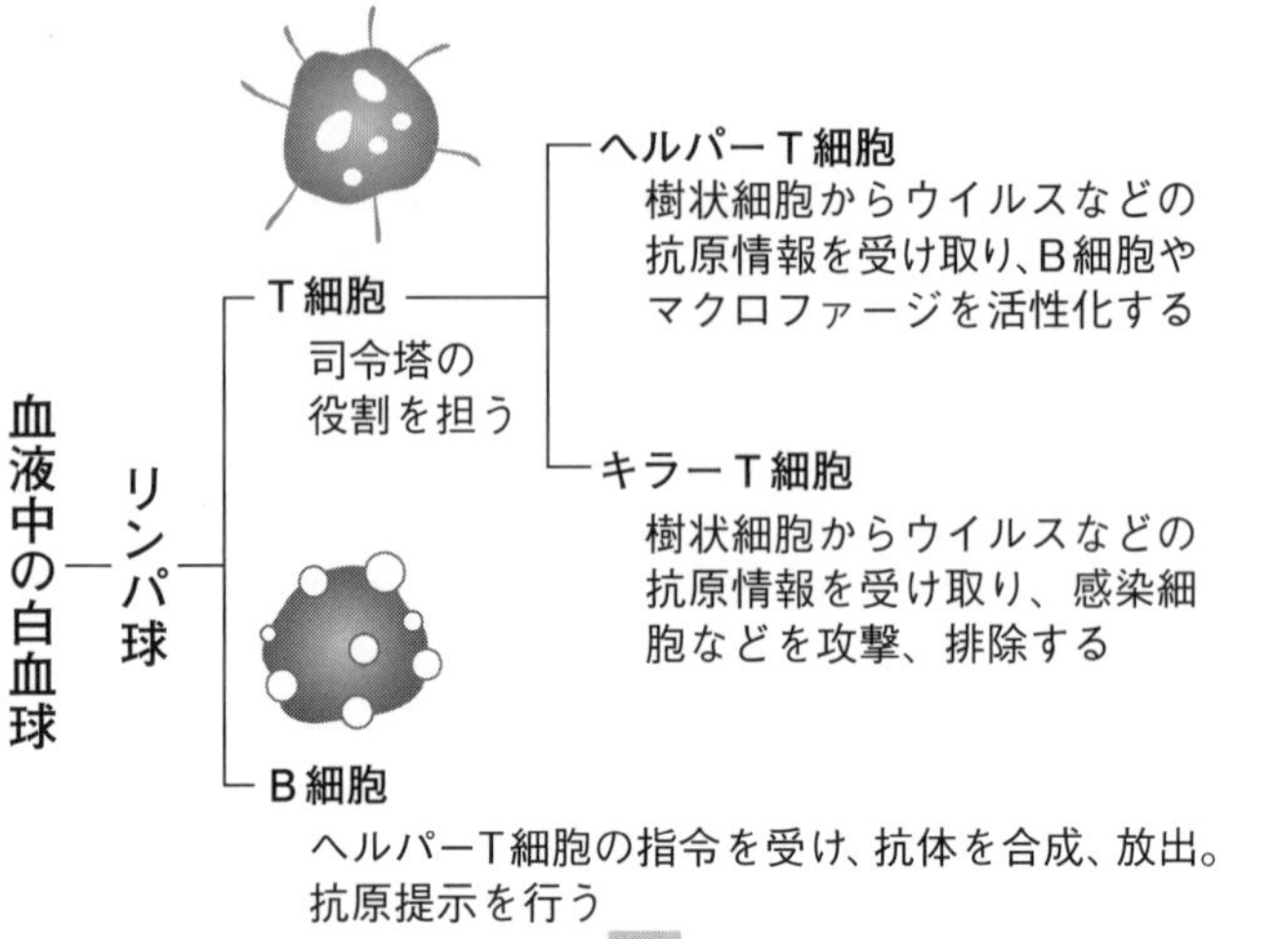
血液中の白血球
リンパ球
T細胞
司令塔の
役割を担う
ヘルパーT細胞
樹状細胞からウイルスなどの
抗原情報を受け取り、B細胞や
マクロファージを活性化する
キラーT細胞
樹状細胞からウイルスなどの
抗原情報を受け取り、感染細
胞などを攻撃、排除する
B細胞
ヘルパーT細胞の指令を受け、抗体を合成、放出。
抗原提示を行う

抗体産生の仕組み

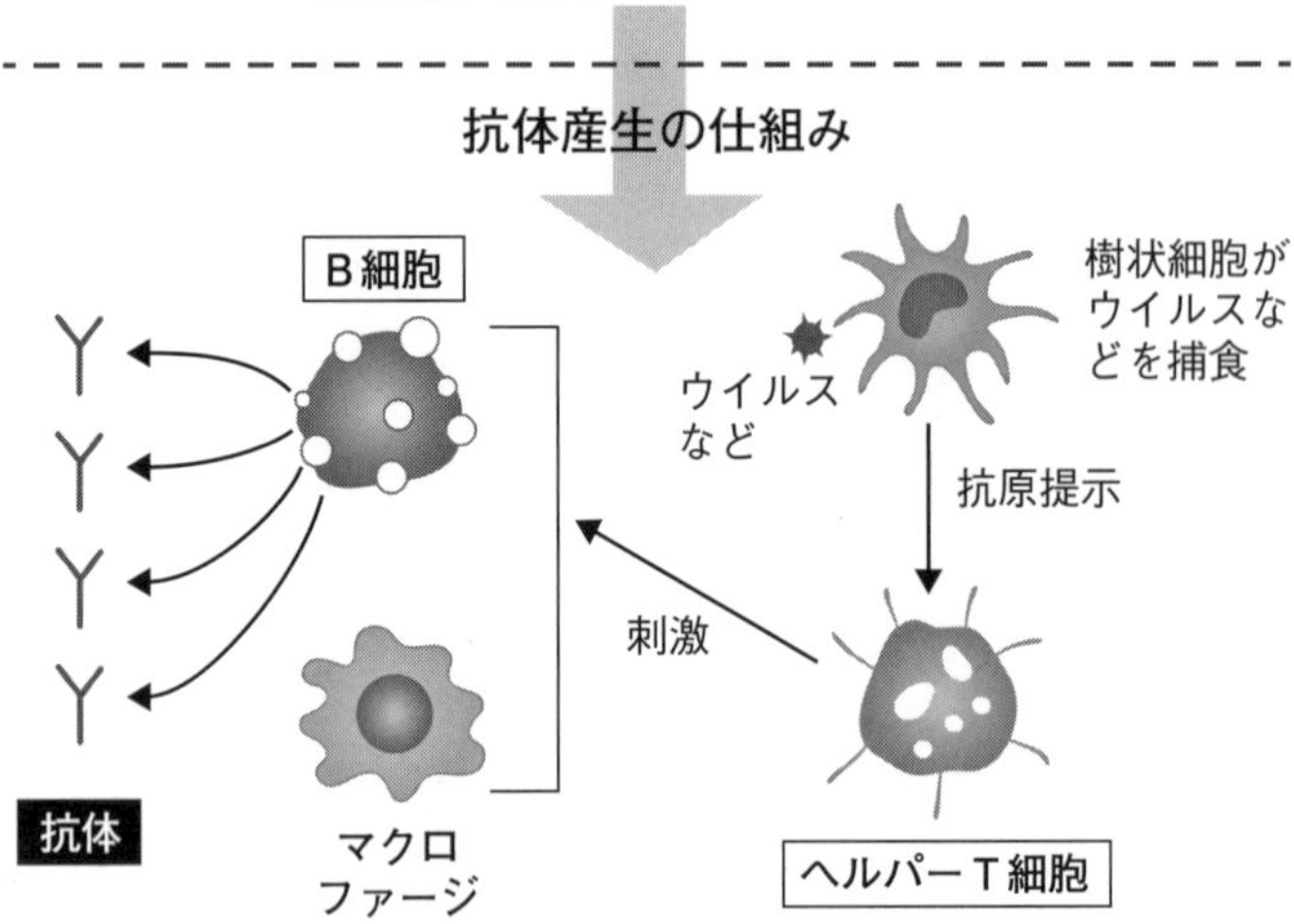
B細胞
樹状細胞が
ウイルスな
どを捕食
ウイルス
など
抗原提示
刺激
抗体
マクロ
ファージ
ヘルパーT細胞

抗体（免疫グロブリン）は、ウイルスなどの
異物（抗原）と結合し、排除する

これらの働きの中で注目すべきは、自然免疫と獲得免疫が、それぞれ独立して作用しているのではなく、相互に関連しながら、生体防御というシステムを働かせているということです。

例えば、貪食作用による役割ばかりが強調される自然免疫ですが、自然免疫細胞の一つ、樹状細胞（ＴＬＲ受容体）によって病原体を認識するという段階がなければ、獲得免疫も働き出しません。これは、大変重要な点です。また、自然免疫を鍛えることによって、獲得免疫も強力になっていきます。自然免疫の力が見直されるとともに、きわめて総合的な作用であることが、あらためて確認されます。

ちなみに、昆虫など下等生物は、自然免疫だけで病原体の感染から自分の体を守っています。獲得免疫が備わったのは、進化の過程で脊椎動物が誕生してからのことです。

新型コロナウイルス感染症の特異な点

これまで述べてきたように、感染症に対して免疫システムは、二重、三重と非常に有効に機能します。ところが、新型コロナウイルス感染症には、この免疫作用において、他の感染症には見られない特異な点が二つ、明らかになりました。それは、獲得免疫においてです。

一つ目は、重症患者さんの抗体価（ウイルスの活性を失わせる作用がある中和抗体の量）が、高いということです。

体内に抗体ができると、通常、病原体が活性を失い、感染症は進行が止まり、治癒します。他の感染症では、感染症から回復した人の抗体は高い値を保持し続けます。

ところが、今回の新型コロナウイルスに感染した人のうち、無症状だったり症状

抗体の４つの役割

❶中和作用	体内に侵入してきたウイルスなどの異物（抗原）を取り囲み、動けなくする。その結果、ウイルスなどは細胞と結合（感染）できなくなる
❷オプソニン効果	ウイルスなどに結合し、貪食細胞のマクロファージや好中球が、補足し易いようにする
❸感染細胞の排除	ウイルスなどに感染した細胞と結合すると、自然免疫のＮＫ細胞などの働きで、活性酸素などを出して感染細胞を破壊する
❹補体の活性化	ウイルスなどに結合すると、補体が活性化し、ウイルスなどへの攻撃を始める。また、オプソニン効果も高める

が軽かったりした患者さんでは、抗体が少なく、逆に重症患者さんでは、抗体が多く検出されたのです。これは、大きな矛盾です。

もう一つ、不思議なことがあります。感染から回復した患者さんの体内抗体が、減少していくという事実です。

抗体を産生したＢ細胞は、感染がおさまった後、一部がメモリー細胞（記憶細胞）として体内に残存します。それによって、次にまた同種のウイルスが体内に侵入しても、すみやかに排除することになります。

ところが、今度の新型コロナウイルス感染症の場合、ワクチンでつくられた抗体に、ウイルス撃退の効果のないケースが多いといいます。さらに、抗体が、感染治療後1～2ヵ月後には消えてしまっているケースも、少なくない、ということです。

なぜでしょうか？ それは前述の通り、新型コロナウイルスが変異し易いため、それにともなって私たちの体内抗体が、弱まる可能性があるからです。また、抗体産生力の弱い免疫弱者がいる、といったことも理由に考えられています。

こうした事実から、「ワクチン接種で抗体をつくっても、完全な感染予防は、難しいのではないか」という指摘が続いています。実際、これだけワクチン接種が進んでいるにもかかわらず、いまこれまでで最大の〝第7波〟に襲われたという事実があります。まったく油断できないのです。

〝逃避〟と〝ワクチン〟だけでは力不足

私たちは、現実を直視する必要があります。

〝逃避〟と〝ワクチン〟だけを武器に、この新型コロナウイルス感染症に立ち向かうのは力不足だと分かりました。このままでは、感染の連鎖を止めることはできません。

では、いま私たちがしなければならないことは何なのか？　それは、自然免疫をはじめとした個体の生体防御力を高めることです。

どんな病気でも、かかったら通常、栄養や十分な睡眠などの休養といった、個人の療養が主体になります。風邪やインフルエンザ、そして今度の新型コロナウイルス感染症でも、基本は同じです。個人の防御力強化が第一です。

前にも述べましたが、高齢者やメタボリック症候群などの生活習慣病をもった人が大勢、今回の新型コロナウイルス感染症の犠牲になった理由も、彼らが免疫弱者だったからです。

私たちの体は、すべてのものが総合的に働いていると言っていいでしょう。

例えば、基礎疾患として取り上げられる代表的なものに、糖尿病があります。糖尿病は、ご存じの通り血糖値の上がる病気ですが、血糖値が上がると、免疫作用を担う白血球の働きが落ちてしまいます。そうすると、当然、新型コロナウイルスをはじめとしたさまざまな感染症にかかり易くなります。糖尿病患者さんが、コロナのハイリスクグループに挙げられる理由の一つです。

一方、糖尿病を予防・治癒できれば、感染症ばかりでなく、高血糖が長期間継続して起こる神経障害、網膜症、腎症などの合併症の恐怖からも解放されます。

ハイリスクグループに入っている、心臓病の場合はどうでしょうか？　心臓病にかかっていると、新型コロナウイルスに感染し易くなるというわけではありません。

ご存じの通り心臓は、血液循環によって肺から取り込んだ酸素を全身の細胞に供給する、きわめて重要な役割を担っています。血流の原動力であるポンプ機能です。心臓病ということは、そのポンプ機能が低下していることにほかなりません。そこに、新型コロナウイルス感染症で肺炎を起こすと、どうなるか？　肺機能が低下し、血液中に取り込む酸素量が減ります。結果、全身の細胞が酸素不足に陥り、重症化してしまうというわけです。

こうなれば、心臓のポンプ機能そのものを補助するＥＣＭＯ（エクモ）に頼るしかなくなります。

繰り返しになりますが、高齢化したり基礎疾患をもっていたりすると、免疫力が低下して感染症にかかり易くなります。一方、免疫力が低下して感染症にかかると、基礎疾患を悪化させたり、新たな病気を招いたりすることになるのです。まさに〝負のスパイラル〟です。

この負のスパイラルに陥るのは、高齢者や基礎疾患をもつ人に限りません。前に指摘した通り、新型コロナウイルス感染症は、ウイルスが、若者も含め免疫弱者・健康弱者という〝人間の側のスキ〟に付け入った結果、世界的なパンデミックになったのです。

これからは、社会的・経済的要請から、さまざまな制約が緩和される方向に向かっています。新型コロナウイルスから〝逃避〟したくても、逃避しきれない状況になってきています。つまり、個の生体防御力を高める以外にはありません。

次章以降では、この負のスパイラルから脱却する基本的な考え方、またその具体的な方法について、ご紹介していこうと思います。

コラム②

免疫的「自己」「非自己」とは

●自己と非自己の識別、攻撃

免疫とは、ウイルスや細菌などの外敵を、体内の免疫細胞が攻撃することだと、お伝えしました。

本来、自分の体内には存在しない異物、すなわち「非自己」が体内に侵入してきたとき、その異物を排除するシステムです。このとき、自分の体をつくっている細胞と同じもの、「自己」は攻撃しません。

免疫細胞は、たんぱく質でできている受容体をもっており、そのたんぱく質で自己・非自己を識別し、非自己だけを攻撃・排除するようになっているのです。

例えば、アレルギー性鼻炎も、非自己であるスギ花粉などによって引き起こされる免疫反応の一種。臓器移植の際に起きる拒絶反応も、同様です。本文でも触れましたが、自分の細胞から生じるがん細胞も、非自己と認識され、免疫細胞の攻撃対象となります。

●自己免疫疾患

一方、免疫は良い方向に働くばかりではありません。その仕組みに何らかの異常が生じると、免疫細胞が自分自身の正常な細胞や組織、すなわち自己を攻撃し始めることもあるのです。

よく知られた関節リウマチも、そうです。手足の関節に炎症を起こし、腫れや痛みを伴います。潰瘍性大腸炎や膠原病、バセドウ病、全身性エリテマトーデスなど、こうした病気を、「自己免疫疾患」といいます。重症化すると、さまざまな合併症を引き起こし、命を落とすケースさえあります。

ただ、この自己・非自己の研究が進んだ結果、例えば、がんの免疫療法など、新たな治療法の開発にもつながっています。免疫的「自己」「非自己」は、可能性を秘めた概念なのです。

第3章　「健全な心身」という意味

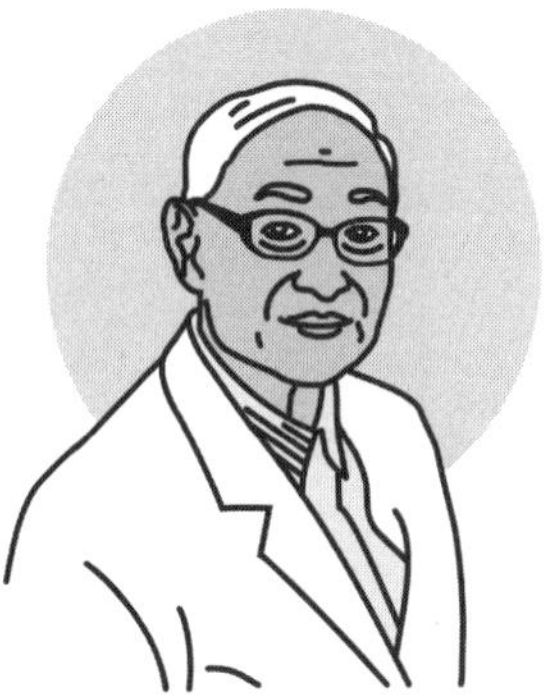

〝ウィズコロナ時代〟の健康観

免疫など、生体防御システムを健全に保ち、生活習慣病などの疾患から脱却する――。このことが、今後、新型コロナウイルス感染症とともに生きざるを得ない〝ウィズコロナ〟の時代にあって、必要不可欠です。私たちに欠かせない生存条件であることを、ご理解いただけたと思います。

では、ここでいう「健全な心身」とは、どのような状態なのでしょうか？

ＷＨＯ（世界保健機関）の憲章の中に、次のような趣旨のくだりがあります。

「健康とはただ病気でないばかりではなく、自分が望むことを実現できることである」

まさに理想的な目標の設定です。

〝健康度〟の目安

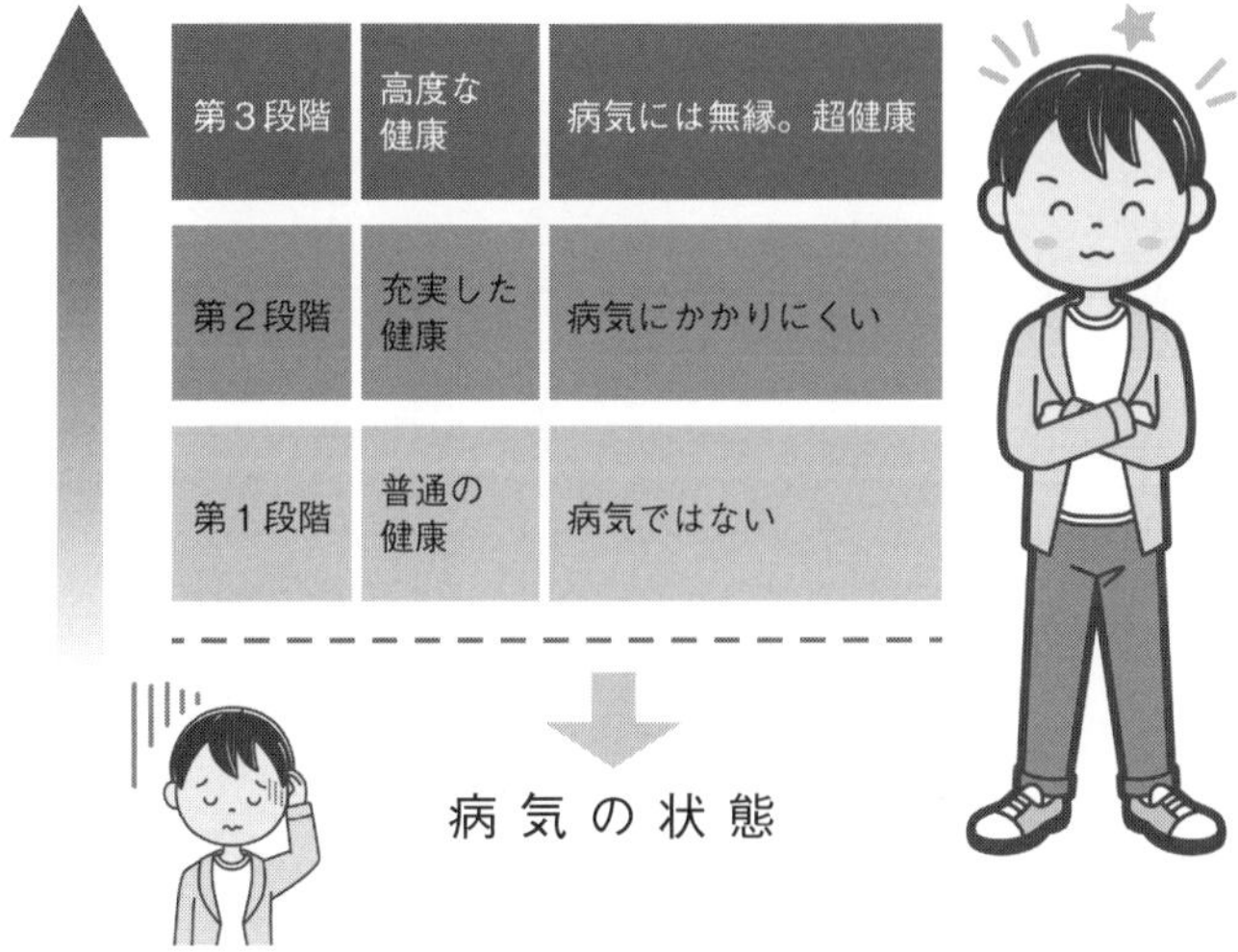

私は、〝健康度〟の目安を次のような3段階で考えています。

なお、これは「健康」といわれる状態のときのことで、「病気」というのはこれ以前の状態になります。

第1段階：普通の健康。単に病気ではない、という程度の状態。

第2段階：充実した健康。病気にかかりにくい、病気になっても軽くすむ状態。

第3段階：高度な健康。病気にはまったく無縁で、心身ともに健全な状態。

私たちは、えてして第1段階の「単に病気ではない」状態を健康と捉え、それで十分と考えてしまいがちです。これは大きな間違いです。これこそ、新型コロナウイルスが付け入ってきた〝人間の側のスキ〟にほかなりません。

例えば、生活習慣病の初期段階は、症状らしい症状があるわけではありません。しかし、そのまま放置すれば、私たちの体は確実に蝕まれていきます。そして、いつかは発症し、取り返しのつかない状況になっています。

私たちが目指さなければならないのは、第3段階の高度な健康、言うならば「超健康」です。WHOが指し示すところの、「自分が望むことを実現できる」状態といってもいいでしょう。

この三つの項目の中には、ストレスなど精神的なことも含まれています。感染症には直接関係ないのではないか、と思われる方も多いと思います。しかし、それは違います。詳しくは後述しますが、ストレスによって免疫力が低下することは、科学的に証明されています。

人間の体は、環境条件や人間関係などときわめて複雑に絡み合っているのです。

進化の中で生き残る術

免疫をはじめとする生体防御システムの強度は、前述した健康度の高さに比例します。つまり、新型コロナウイルス感染症の究極の対処方法は、この健康度を上げるということに尽きるのです。日本中の人たちが、これを実現できれば、日本で新型コロナウイルス感染症は、間違いなく終息へ向かうでしょう。

ただし、世の中には、当たり前すぎてできない、ということもあります。

人間の脳は、本能的な生命維持機能をもつ間脳・脳幹などに比べると、理性を司

脳の構造

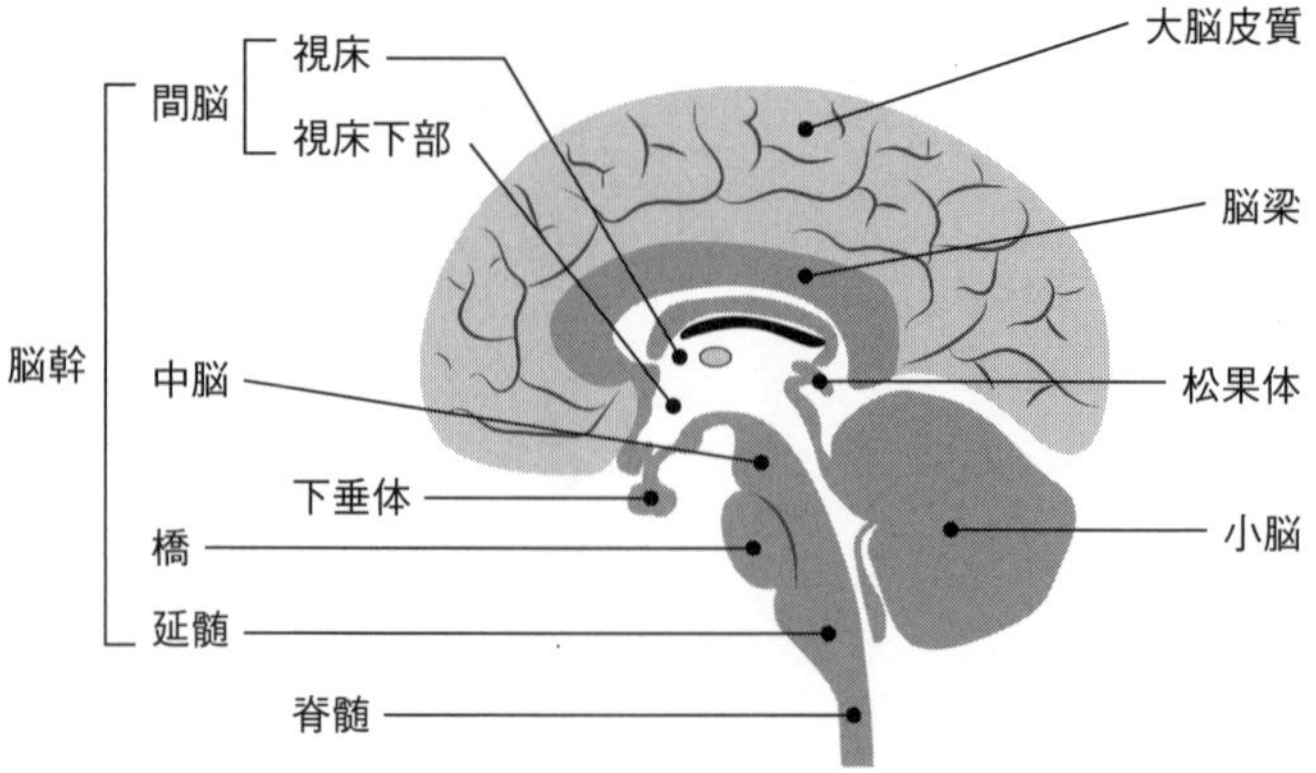

間脳は、呼吸や心臓の活動など、生命維持に重要な神経が集中。大脳皮質の90%を占める新皮質は、精神活動などを司る、最も発達した脳

る大脳皮質は、未熟です。大脳皮質は、進化の過程の後のほうでできたため、早くからあった本能の座に比べ、生命維持の直接支配力の順位が低いのです。

したがって、本能を理性で抑制するのが困難なのは、当然と言えます。私たちが、メタボリック症候群をなかなか克服できないのは、その好例です。

人間も、「進化」という〝自然の理〟の支配のもとにいます。ウイルスとの闘いの中で、免疫という能力を獲得し、生存を維持してきたのも、進化のお蔭です。

このことを裏返せば、「自然環境の変化に適するものだけが、生き残る。適応できないものは、淘汰される」という進化の基本的な真実も浮かび上がってきます。

いま人類は、新型コロナウイルスに試されている、とも言えます。私たち人間すべてが、この試練（試験と言ってもいいでしょう）によって選別されるのです。自然の理に適った理性的な行動を取れる適者だけが、生き残ることになるのです。

これは、私の個人的な意見、感情ではありません。厳然たる事実です。私たち人間にも、常に容赦なく適用される自然の理です。

新型コロナウイルス感染症が克服されたとしても、メタボリック症候群など、従来からの生活習慣病は、残ります。

私たちの人生につきまとうさまざまな病気には、共通の発生基盤が、あります。この際、それらを一気に解決してしまいましょう。この機会を生かして、基本的原理の理解を深めれば、それも実現可能なことなのです。

「超健康」を実現する5項目

では、この健康度を上げる「当たり前すぎてできないこと」とは、何でしょうか？後から具体的な方法論を述べますので、実用的な形で次の五つの項目に分類してみました。健康は生活習慣の集大成です。多くの要素で形成されている生活習慣の中で、いずれも主要素をなすものです。

①バランスの取れた食事
②適切な運動
③ストレスのコントロール
④質の良い睡眠

⑤生きがいのある暮らし

これらの境界は入り組んではいますが、例えば、時間に追われて毎食コンビニ弁当で済ませる。忙しさにかまけて運動不足に陥ったり、寝る前に携帯を見るなど質の悪い睡眠を繰り返したりしている。もし、あなたが高齢者なら、仕事も趣味もなく、張り合いのない生活を送っている。現代人には、ありがちな生活パターンです。

しかし、現実に、こうした生活習慣を改善することは、なかなか難しいことです。いや、実効性のある実践は、ほとんどできていません。その結果、健康も不完全になります。対コロナはもとより、メタボリック症候群をはじめとしたあらゆる病気に対しての弱点となっています。

極端な例ですが、分かり易いのでご紹介します。

いまから100年前、第一次世界大戦のさなか、スペイン風邪の大流行がありました。世界では、2000万人から4500万人、日本でも40万人から50万人の死者が出たといわれています。特に悲惨だったのが軍隊です。

なぜ、こんなパンデミックになったのか？

当時の軍隊は、輸送・集結・共同生活と、いわゆる「三密」が見事に揃っていました。しかも、狭い塹壕からの撃ち合いという劣悪な環境。そして何より、食糧事情が悪く、兵隊はみんな低栄養状態だったといいます。

栄養状態、すなわち食事と、免疫をはじめとする生体防御システム、また生活習慣病との関係などについては、章を改めて詳しく述べたいと思います。ここでは、食事や睡眠、ストレスといったさまざまな生活習慣が、多くの病気の共通した発生基盤、重症化要因になっているということを、指摘したいのです。

繰り返しになりますが、生活習慣を、もっと厳しく理に適うようにしましょう。最高の新型コロナウイルス感染症対策は、個の健康確立です。個の健康強化は、コロナだけではなく、すべての感染症防止・病気予防のベストの手段でもあるのです。

日常の感染防止策再検証

根本的な健康をつくるには、生活習慣の改善が欠かせない、ということを次章以降でじっくり説明していきます。ここで、新型コロナウイルス感染症対策として用いられている、マスクや手指の消毒について、簡単に触れておきたいと思います。生活習慣とも密接に関わっているからです。

マスクは、飛沫感染防止に非常に有用です。会話や咳などにともなって生じるウイルスを含む飛沫が、飛散したり吸引したりするのを防いでくれます。

ただ、夏季のマスク着用は、熱中症や熱射病を引き起こすこともあることから、注意が必要です。実際、今夏から、外で人込み以外ならマスクをはずしてもかまわない、という政府方針も示されました。

しかし、空気が乾燥するこれからの寒い季節こそ、マスクが威力を発揮するときです。なぜなら、寒・冷気による鼻や口、気道の冷却と乾燥を、マスクが緩和してくれるからです。

新型コロナウイルスは、ACE－2受容体から細胞内に侵入してくるということを、前に述べました。ACE－2受容体は、鼻や口、気道などの粘膜に多く分布しています。

第2章の生体防御システムに関するところで、鼻には鼻水・鼻汁、口には唾液や口腔粘膜腺から分泌される粘液、さらに、気道からは喀痰などの分泌物があると述べました。これらの分泌物には、抗ウイルス作用をもつリゾチームやIgAが含まれています。それだけでなく、その粘稠性によって捕捉し、物理的に排除する有用な働きがあります。

ところが、鼻や口、気道が寒・冷気によって冷却・乾燥してしまうと、そうした働きが弱まり、ウイルスが侵入、つまり感染し易くなってしまうのです。マスクは、それを防いでくれるというわけです。

もっとも、ウイルス性感染症であるインフルエンザは、熱帯地方でも流行します。しかも雨季に、です。ですから、日本で肺炎が冬に多発・悪化し易いのは、単に寒冷・乾燥のせいだけだとも言い切れません。

私たちの体にまつわる健康や病気に関する情報は、白黒、単純に割り切れないことが多くあります。だからこそ、事実だけを基に、自分自身で考えることが必要なのです。

さて、手指の消毒はどうでしょう。やはり、接触感染の防止には有用です。

例えば、咳やくしゃみによってウイルスを含んだ飛沫が、テーブルや壁などに付着していたとします。そこを触った手で、自分の目や鼻、口などの粘膜を触れば、感染の危険性が高まります。

外出先では手で顔を触らないようにして、帰宅後、手指を消毒してからにしましょう、というのはそういう理由があります。

ただ、消毒もマスクと同じで、熱中症同様、やりすぎると弊害が生じることもあります。これも、第2章で述べたことですが、私たちの体をウイルスなどの外敵から守る第一バリアが皮膚です。その皮膚の表面は、垢やさまざまな細菌群（皮膚の細菌フローラ＝51ページ参照）によっても保護されているのです。汚いからといって必要以上に洗い流すと、ウイルスや細菌などが侵入し易くなってしまいます。

口や喉を乾燥から守るなら、日本茶を口に含むだけでも多少は効果があります。気持ち悪いからと、石鹸で手をゴシゴシと強く洗い過ぎるのは、ほどほどにしましょう。ほんの小さなことですが、こうしたことの積み重ねは、感染抵抗力をかえって弱めます。まさに、理に適う正しい生活習慣が、私たちをさまざまな病気から守ってくれることを再確認したいです。

清潔すぎて免疫が弱化、という矛盾

新型コロナウイルス感染症の第7波が猛威を振るった今夏、子供たちの間で、手足口病（発熱や手のひら、足の裏、口の中に痛みをともなう発疹が現れる夏風邪の一種）という感染症の患者さんが増えました。

国立感染症研究所の発表によると、8月末から9月はじめにかけての1週間に報告された患者数は1万1733人、夏のピーク時よりも多くなっています。しかも、2021年と比べると約6倍に、2020年に比べると約26倍に急増しているといいます。

なぜ、手足口病が急に増加したのか？　専門家の、こんな見方があります。

新型コロナウイルス感染症の流行で、2年間ほど自粛生活が続いた。そのため、子供には感染症の免疫がついていない。そこに、行動制限の緩和で人との接触機会が増え、感染の増加になったのではないか――。

言い換えれば、ウイルスとの接触を断った、すなわち〝衛生的な環境〟にいたせいで、逆に免疫力が低下してしまったというわけです。

これは、世界的な危機を叫ばれたサル痘や、最近増えている帯状疱疹についても、同じような背景が指摘されています。


こんな経験をされた方も多いと思います。海外旅行に行った際、現地の人が普通に飲んでいる飲料水を口にしたら、お腹を壊したというようなことです。これもやはり、日本の衛生的な環境の中で暮らしている私たちの免疫が、海外の環境に対応できなかったケースと言っていいでしょう。

現代人は、清潔な環境で暮らすことを、美徳と思っています。滅菌・殺菌を好みます。細菌やウイルスがゼロである環境が、安全だと思っています。

その結果、日常生活で雑細菌やウイルスなどに触れる機会が減少し、基礎的な自然免疫の弱化傾向が生じています。つまり、抗原物質（病原性のウイルスや細菌、花粉、卵、小麦などの、生体に免疫応答を引き起こす物質）に対する免疫応答力が、低下しているということです。

思い出してください。免疫は、私たち生物が、長い進化の過程において、さまざまな細菌やウイルスと闘うことで獲得してきたものです。そして、その進化は、いまだ止むことなく続いています。私たちは、間違いなく、進化の過程の真っただ中にいるのです。

免疫は、鍛えることで、さらに強くなります。私たちは、そのことを忘れてはいけません。

コラム
③

〝自然の理〟である進化と免疫

●獲得免疫をもつのは全動物の数パーセント

免疫には「自然免疫」と「獲得免疫」があることを、本文でお伝えしました。しかし、獲得免疫をもっているのは、私たちヒトを含めた脊椎動物だけです。種の数としては、全動物のうち数パーセントにすぎません。

獲得免疫の遺伝子は、進化的には、脊椎動物の共通先祖の段階で、いっせいに出現したと考えられています。

では、脊椎動物以外の動物は、どのようにして自らの生体を守っているのでしょうか？　それは、自然免疫です。すべての動物は、自然免疫をもっています。

ちなみに、植物の場合は、動物の免疫細胞に当たるものはありません。さまざまな抗菌物質を産生することで、感染を防いでいます。また、感染してしまった場合は、感染細胞が自死を起こし、感染拡大を防ごうとします。

●自然免疫だけで生きられる理由

私たちヒトを見ればわかる通り、脊椎動物は自然免疫と獲得免疫がそれぞれの役割分担をもって、強力な生体防御システムを構築しています。

そうだとすると、獲得免疫のない、自然免疫だけの無脊柱動物は、なぜ生き延びることができているのか、という疑問が生まれます。

これについては、病原体自身の生存戦略からの説明があります。つまり、獲得免疫のない宿主を滅ぼしてしまうほど毒性をもつまで進化はしない、という病原体側の理由です。

脊椎動物の一種、ヤツメウナギは、私たちヒトとは違った独自の獲得免疫をもっていることもわかっています。

こうして見てくると、進化という〝自然の理〟のなかで人間も生かされていることを、あらためて思い知らされます。

第4章

〝邪の侵入口〟、目・鼻・口

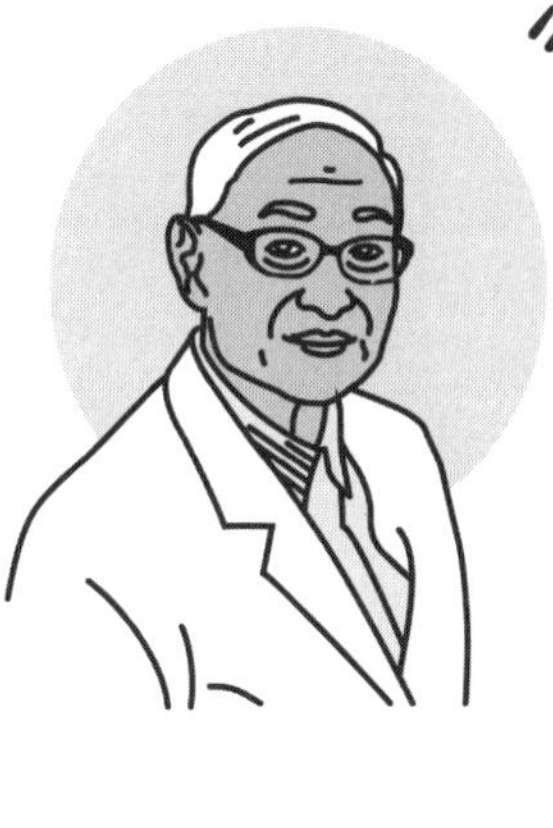

ゼロコロナからウィズコロナへ

2022年3月、新型コロナウイルス感染症流行の第6波が収まりつつあるなか、人流抑制を主眼とした政府の蔓延防止等重点措置が、解除されました。大きな打撃を受けていた経済活動を正常化させ、「ウィズコロナ」を前提とした対応を進めるべきだという判断からです。

感染力は強いが、重症化しにくいというオミクロン株の性質を見据え、いわばコロナウイルスと共存していこう、という考え方です。

もちろん、単に共存と言っているわけではありません。感染対策を適切に講じつつ、社会経済活動もしっかりと進めていこうというわけです。

当然、厳戒時より人と人との交流が活発になり、感染機会は、拡大しています。その結果、第7波につながったとする専門家の指摘もありますが、ここでは、その当否には触れません。

現実に起きていることに、どう対応したらいいのか？　この章では、そのことをしっかりと考えていきたいと思います。


要は、病原体である新型コロナウイルスに接触しても、体内に入って細胞に侵入、即ち感染しなければいいのです。感染したとしても、発症しない、あるいは症状が軽くすめば風邪と同じ、ということになります。

生体防御システムの出番です。

第2章で述べた生体防御システムの三つのバリアによって、ウイルスをシャットアウトする、あるいは、体内に侵入してきたとしても、その量をできるだけ少なく抑える。そうすれば、大事に至ることはありません。

〝邪の侵入口〟、目・鼻・口の防御

繰り返しになりますが、新型コロナウイルスは、目、鼻、口、喉などの粘膜から感染します。そこには、新型コロナウイルスが細胞内に侵入し易いＡＣＥ－２受容体が多く分布しているからです。

ウイルスがＡＣＥ－２受容体に辿り着く前に排除、あるいはその量を可能な限り少なくしてくれるのが、生体防御システムの第一のバリアです。目や鼻や口、喉から分泌される粘液が、化学的・物理的にウイルスをやっつけたり洗い流したりしてくれるのです。

だから、粘膜が傷つくのを防いだり、粘液の分泌をよくしたりすることが、大事になります。ドライアイやドライノーズ、ドライマウスといった病気があれば、まず治してください。そして、もし煙草を吸っているのであれば、すぐ止めるのが賢明です。

2000年以上前の古代中国では、目・鼻・口など体表面の開口部（穴）を〝邪（病原体）の侵入口〟と捉えていました。日本漢方医学の基本にもなっている考え方です。

この邪の侵入口の防御を強化して、新型コロナウイルスが、ACE－2受容体に簡単に取りつき、細胞内に侵入することを防げば、新型コロナウイルス感染症にかかることはありません。かかっても、第一バリアを突破するウイルスの量が少なければ、第二・第三のバリアが有効に働いて、重症化を防いでくれます。

とりわけ、口を健全に保つことは、この病原体の体内への侵入を防ぐのに非常に重要なことになります。

第一バリアを担う唾液の力

口が健全であるということは、唾液の分泌が健全であると言い換えてもいいかもしれません。

1日に平均1・15リットルが分泌されるという唾液は、咳やくしゃみでエアロゾルとなり、新型コロナウイルスを伝染させる厄介者であることも事実です。

一方、前に述べた通り、IgA（免疫グロブリンA）という抗菌物質が含まれており、これが病原体の細菌やウイルスにくっついて、体内への侵入を阻止してくれる働きがあります。

さらに、最近の研究では、新型コロナウイルスがACE−2受容体に到達する前に、IgAがウイルスの表面にくっついて両者の結合を防いでくれる可能性のあることも分かってきたといいます。

ところが、そんな大切な唾液の分泌が、加齢やドライマウス（口腔乾燥症）などの病気によって減少してしまえば、どのようなことになるのか、言うまでもないでしょう。高齢者が、新型コロナウイルス感染症の第一リスクファクター保持者であるというのは、こうしたことも含めた生体機能の低下に起因するわけです。

ＩｇＡだけではなく、唾液中にはカルシウムイオンやリン酸、フッ素なども含まれています。これらの物質は、歯の修復や再石灰化を促します。唾液が少ないとその作用が低下して、虫歯や歯周病が悪化、ウイルス感染を受け易くなるのです。

問題は、新型コロナウイルス感染症ばかりではありません。高齢者のドライマウスによる肺炎の増加です。

口腔内や鼻腔内が乾燥すると、埃や病原体に対する洗浄能力（上皮細胞の線毛運動）が著しく低下します。唾液ばかりでなく、口内粘膜粘液の分泌も悪いからです。洗浄度が落ちると、口内細菌が増え、結果、肺炎の発症率が高まります。

これに新型コロナウイルスの感染が加わると、ただでさえ免疫力が落ちているわけですから、肺炎が重症化し、死亡率も高くなってしまいます。

ちなみに、唾液には、BDNF（脳由来神経栄養因子）と呼ばれるたんぱく質も含まれています。BDNFは、脳の神経細胞の成長を促す成分で、舌下の非常に薄い粘膜を通して血液に吸収（舌下錠は、この作用を利用）され、脳に届けられています。認知症を患う高齢者の方は、このBDNFの血中濃度が低いといわれています。

このほか、唾液には「睡眠ホルモン」と呼ばれるメラトニンも含まれており、BDNF同様に脳に届けられていると考えられています。また、先ほどのIgAは、抗ウイルス作用ばかりではなく、腸内フローラ（細菌叢）を良好に保つ作用もあります。後で詳しく述べますが、免疫力は、睡眠はもとより腸内環境とも密接に関係しています。

たかが唾液、されど唾液なのです。

噛むことの重要性を再確認しよう

では、この唾液の分泌を健全に保つには、どうしたらいいのでしょうか？

唾液分泌が十分でない人に、〝早食いでよく噛む習慣のない人〟が多くいます。そういう人は、実はよく噛むことの重要性を理解していないのではないかと思われます。

食物を口に入れると、条件反射によって唾液の分泌が始まります。よく噛んでいるうちに、咀嚼刺激で唾液分泌が多くなります。唾液の重要性については、繰り返し述べてきたところです。

さらに、しっかり噛んだ食塊は食道から胃に送られ、その刺激によって胃の周辺

咀嚼が唾液反射を起こす

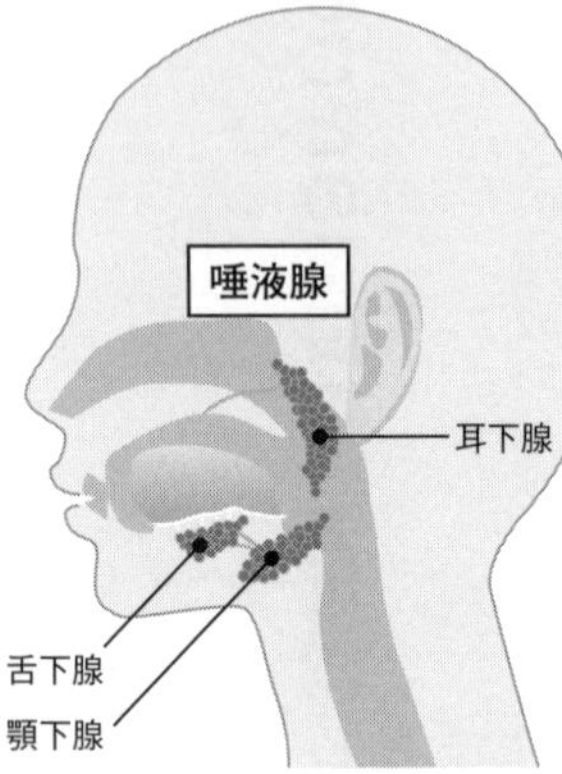

時代による噛む回数の推移

	噛む回数	食事時間
鎌倉時代	2,654 回	29 分
江戸初期	1,012 回	22 分
昭和初期	1,420 回	22 分
現代	620 回	11 分

（東京都福祉保健局食育サポートブックより）

唾液には、酵素などのほかに、ウイルスや細菌に対抗する抗菌物質も多く含まれている。その唾液の90％は唾液腺（耳下腺・顎下腺・舌下腺）から分泌され、噛むことによって促進される

から消化管ホルモンという化学物質が分泌されることになります。ガストリン、モチリン、セクレチンなど、20種類以上に及ぶ生理活性物質です。そして、胃で消化された食塊は、次の小腸、大腸へと送られ、最後には便となって体外に排出されます。

　つまり、咀嚼の刺激、すなわちよく噛むという行為は、それ以降の多様な機能が働き出すきっかけであり、人の生命維持に欠かせない壮大な消化活動の始まりなのです。

　この事実をきちんと認識していれば、

早食いをしたり、よく噛むことを疎かにしたりはできません。

食べ物を口に入れたら、左右二つに分けて、両側の歯でしっかり噛み締めましょう。早食いで、すっかり忘れていた食べ物の本当の旨味が、ジワッと口中に広がるはずです。噛めば噛むほど、唾液は分泌され、私たちの体にすばらしい効能をもたらしてくれるのです。

感染対策には、味覚が健全であることが重要

味がよく分からない、感じないという味覚障害も、実は感染予防にとって重要な問題を意味しています。

食物中に含まれる味物質が、舌の上の表面にある味蕾という器官に接触、その刺激が、味覚神経を通して脳の味覚野に伝わる――これが、味を感じるシステムです。

味覚障害が起きる原因には三つあって、一つは、舌から脳までの神経経路のどこかに故障がある場合です。そのときは、貝類や肉など、亜鉛を含む食事（後述）や薬剤を摂取することで、改善できます。

問題は二つ目の、味蕾の異常によって起きる味覚障害です。舌が乾燥し、物理的に味蕾が磨滅してしまうケースと、カンジダ菌が舌に炎症を起こし、味蕾を障害してしまうケースがありますが、いずれも根本的な原因はドライマウスです。

唾液は、食物を食べる際、潤滑剤の役割をします。それが減少すると、味蕾が擦れて消失してしまうのです。また、口内の環境をコントロールしている唾液が減ると、常在菌のカンジダが暴走し、味蕾のある舌の表面に炎症を引き起こすことがあります。

物を食べて本当においしいと感じなければ、唾液の分泌が悪いからというだけではすまされません。唾液腺が次第に退行し、機能低下してしまいます。その期間が長いと、ドライマウスが増悪します。結果、新型コロナウイルス感染症にかかり易くなります。その際、気道乾燥までともなうと、新型コロナウイルス感染症の重症化を招くことになるのです。

味が分からない、食べるのが辛いという、食事が楽しめない生活は、人生の大きな損失です。生きる意欲まで低下します。第3章でご紹介した「〝超健康〟を実現する5項目」の趣旨にも反します。

普段から味覚刺激に敏感になり、味に対する感覚を確実にしておくことが、大切です。落ち着いた気持ちのとき、食事の味覚をしっかり確認しておくことです。早食い、すなわち食物が味蕾に触れている時間が短いと、十分な味覚が味わえません。

その状態が慢性化すると、食事の楽しさが消え、栄養補給もいい加減になり、結果、健康を損ねてしまいます。これもまた、「〝超健康〟を実現する5項目」の趣旨に反するのです。

唾液の分泌量減少を防ぐマッサージ

唾液の分泌量は、ドライマウスにならなくても、加齢とともに減少していきます。40代から50代にかけて徐々に減り、60代になるとガクッと減ってしまいます。

では、唾液量を維持したり、増やしたりするにはどうしたらいいのでしょうか？

早食いを止め、よく噛んで食べることはもちろんですが、口を動かし、唾液腺を刺激することも大切です。口を動かせば、廃用性萎縮（使わないことで、筋肉が萎縮してしまうこと）も防げます。

また、マッサージで外部から唾液腺に刺激を与えることも効果的だとされています。科学的なエビデンスははっきりしていませんが、血流がよくなり分泌活動が改善されるようです。

マッサージの具体的な方法を、次ページにイラストにしておきましたので、ご参

唾液腺マッサージのやり方

唾液の90%を分泌する唾液腺（100ページ図参照）を中心に行う

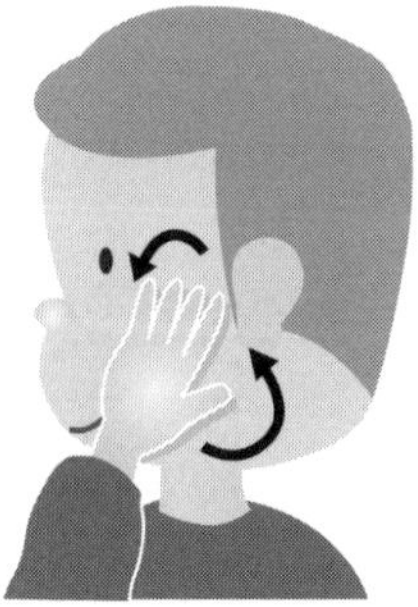

耳下腺

上の奥歯のあたりを、指先で後方から前方に円を描くようにマッサージを行う

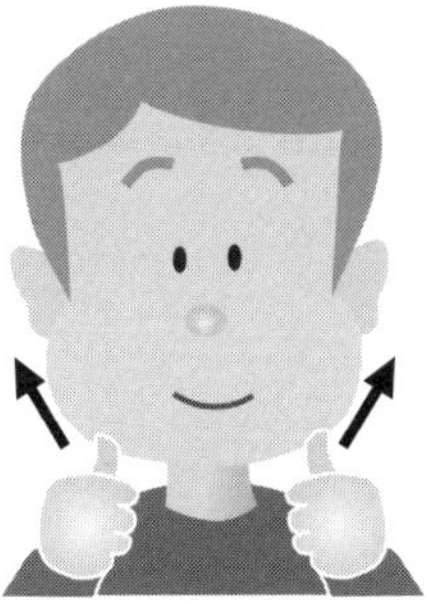

顎下腺

耳の下から顎の先まで、指先で軽く圧迫する

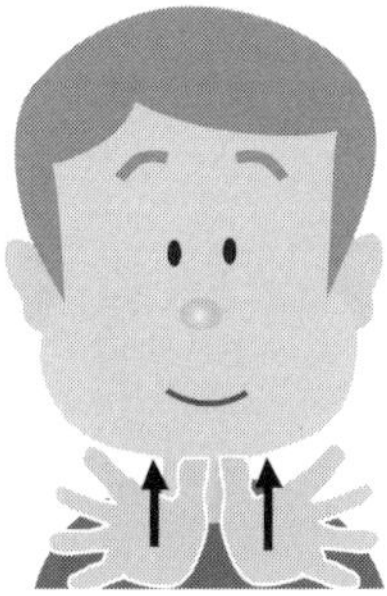

舌下腺

顎の先の内側の柔らかい舌の付け根部分を、指先で軽く圧迫する

※食事の前に行うのが効果的。耳下腺の近くに血圧の調整器官があるので、不整脈がある場合は注意が必要

照ください。あまり強くせず、優しいマッサージが有効なようです。

唾液腺は、不安による緊張やストレスがあると、その唾液分泌機能が低下します。この状態が継続しても、唾液腺委縮、ドライマウスが定着してしまいます。そうならないよう、日ごろから不安やストレスは解消しておきましょう。

また、薬も唾液分泌を障害することがあります。痛み止めや睡眠剤、抗ヒスタミン剤、胃酸の分泌抑制剤などは、服用する際に注意が必要です。

また、唾液腺は活性酸素に弱い性質をもっています。過度な運動で活性酸素が増加すると、唾液腺を傷めてしまいます。体力の維持・増進も踏まえた適度な運動が大切です。適切に運動を続ける（過ぎなければ）と、活性酸素の処理能も高まります。

さらに、酸化ストレス消去のために、ファイトケミカル（後述）の摂取も有効です。

ここでも、「〝超健康〟を実現する5項目」を思い出してください。これらの各項目は、それぞれ独立した項目ですが、相互関係が大切です。共通の効能をもつことも多いのです。

呼吸気道も寒冷・乾燥には弱い

ここまで、口、特に唾液の話をしてきましたが、冷気・乾燥に弱いのは、口の奥の呼吸気道も同様です。呼吸気道は、「内なる外」と言われるように、体内にあるにもかかわらず、外界と接しています。

私たち人間の呼吸気道は、常に湿った薄い粘膜で覆われています。その気道粘膜の表面（気道の内腔側）は、線毛上皮細胞に覆われ、粘膜のところどころには粘液産生細胞が存在しています。

線毛は、気道の内部方向（奥にある肺胞側）から口・鼻のある外側に向かって、常

気道粘膜表面の構造と線毛運動

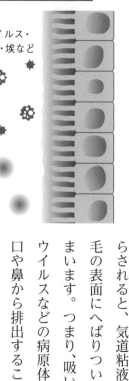

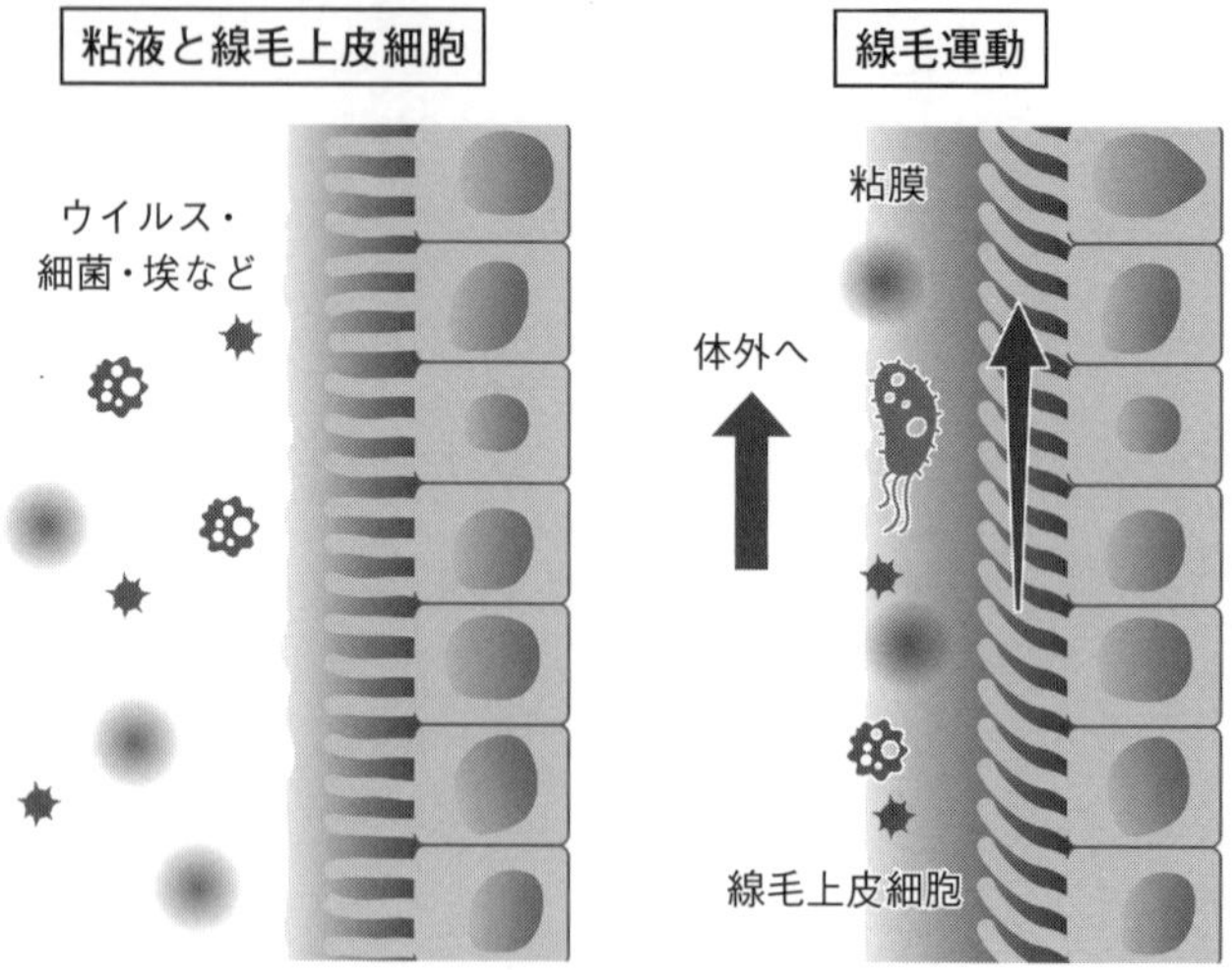

に細かく動いています。この線毛運動と粘液産生細胞から分泌される粘液によって、気道の管腔（吸気・呼気の通り道）の汚れは押し流され、きれいに保たれているのです。

ところが、呼吸気道が冷気・乾燥にさらされると、気道粘液が乾燥濃縮し、線毛の表面にへばりついたまま滞留してしまいます。つまり、吸い込んだ埃や細菌、ウイルスなどの病原体を、粘液に絡めて口や鼻から排出することができなくなってしまうのです。

新型コロナウイルスを、痰や鼻汁と

一緒に排出できず、呼吸気道に滞留させたら、どうなるでしょうか？　気道、そしてその先の肺には、新型コロナウイルスと親和性の高いＡＣＥ－２受容体が多く分布することは、繰り返し述べている通りです。

このことは、実は目や鼻でも同様です。涙が十分に出ないと、目に入った病原体を洗い流すことができなくなります。鼻も鼻汁が乾燥してしまえば、病原体が鼻の粘膜にこびりついてしまいます。まさに、目・鼻・口は〝邪の侵入口〟になるのです。

体液の滞留を防ぐ方法

ウイルスなど病原体の侵入腔の健全性を、どのように維持・強化するのか？　それには、いくつかの原則がありますが、「古い陳腐化した体液を、体内にいつまでも停留させておかない」というのも、その一つです。特に、体内に入り込んできた病原体などをくっつけたまま、粘液などをいつまでも滞留させないことが大切です。

痰なら喀出除去します。鼻汁なら、上手に鼻をかんでください。痰が濃厚で喀出しにくければ、去痰剤を使います。ただし、薬に頼る前に、水分の補給を十分にし、粘液の濃縮を和らげてください。さらに、ムチン、コラーゲン、ヒアルロン酸、コンドロイチンなどの補潤性物質を多く含む食材を摂ってください。

その際、補潤性物質だけではなく、酵素やビタミンCなどを一緒に摂ることが重要です。補潤性物質はそのまま吸収されるわけではなく、これらの栄養素によってペプチドやアミノ酸に消化・分解され、細胞内に吸収、初めて有用成分として機能するからです。

こうした小さな知識を積み重ねることで、私たちは進化の中で生き残る知恵を獲得できるはずです。

コラム④

快適に生きるための味覚

●〝五味〟とは何か？

私たちが舌で感じる味は、「五味」と言って、①酸味、②苦味、③甘未、④旨味、⑤塩味、の5種類です。漢字一文字で書くと、「酸」「苦」「甘」「旨」「塩」になります。

なぜ、こう書いたか？というと、理由があります。普段、あまり注意をしないでいると、味の偏りがおき易くなります。健康を害する原因になります。ですから、味の5要素を頭に入れておく必要があります。食を選ぶときにこそ、五味を思い出してください。例えば、甘味はエネルギー、塩味はミネラル、旨味はアミノ酸（たんぱく質の元）のシグナルです。

先ほど出た漢字を一文字ずつ見て、次の読みを暗記してしまいましょう。五味＝「さん」「く」「かん」「し」「えん」の五つです。

●唾液分泌を助ける五味

以前、五味には「辛味」が入っていました。

しかし、辛いというのは、味ではありません。味はすべて味蕾から入る感覚です。

しかし、辛さは味蕾を介さない粘膜刺激です。痛みと共通した感覚です。そのため、味覚から外されました。

その代わりに入ったのが、「旨味」です。旨味が味覚に加わって、やはり昔の通り、五味です。

五味に、辛みを加えて食事に利用すると、唾液分泌には、一層効果があります。消化活動全般に、良い影響が出ます。

第5章

免疫力を支える食事の力

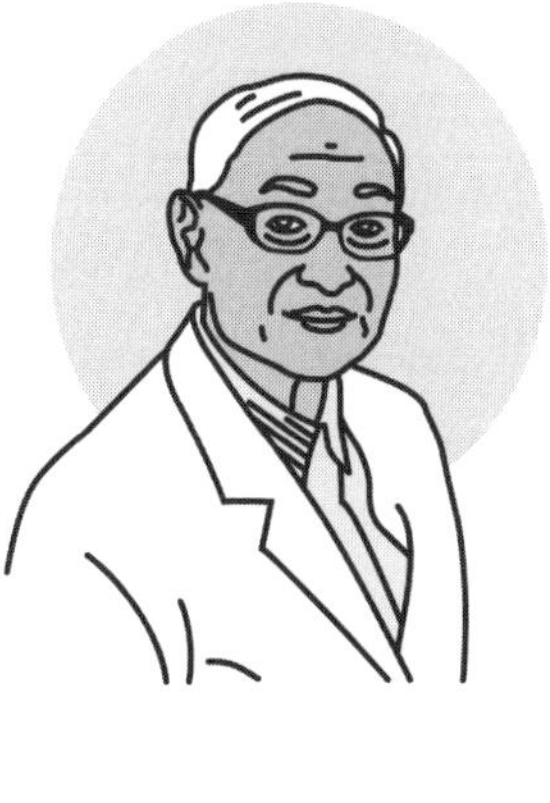

免疫力と必須栄養素

2013年、西アフリカでエボラ出血熱が流行したとき、感染した患者さんの血液が調べられました。その結果、感染して亡くなる人と生き延びる人の違いが見つかったといいます。

それは何かというと、血液中の栄養素量の違いでした。アミノ酸のスレオニンとビタミンD結合たんぱく質の血中量が、死んだ人では低値で、回復した人とははっきり差があったというのです。

今回の新型コロナウイルス感染症でも、日本で同じような調査が行われました。ただし、検査技術が発達したおかげで、さらに詳細な調査が可能になりました。感染後3日毎に患者さんから採血し、たんぱく質や脂質、さらには代謝物質などを網羅的に調べたのです。

その結果、得られたのは次のような結論でした。

私たちの体内で、必須栄養素の欠落があると、新型コロナウイルスに感染したとき、重症化や死亡する可能性が高くなる——。

この事実は、きわめて重要です。栄養不足による免疫力の低下が、間違いなく示唆されています。

栄養素には、大別すると、私たちの体をつくり、維持・成長させるものと、私たちが活動する際のエネルギーとなるものの、2種類があります。必須栄養素は、前者の私たちの体をつくっている栄養素で、まさに「体は食べ物でできている」というわけです。

主な必須栄養素のうち、これまでの研究で免疫力との深い関わりが明らかになっているものを、次に簡単に説明しておきます。

①たんぱく質

私たちの体を構成する成分の60％は水ですが、2番目に多いのが20％を占めるたんぱく質です。私たちの生命の源といってもいいたんぱく質は、細胞の主成分で、免疫細胞も当然、たんぱく質でできています。

この体のたんぱく質は分解と合成を繰り返し、常に古いたんぱく質と新しいたんぱく質が入れ変わっています。したがって、たんぱく質が不足すると、十分な量と質の免疫細胞がつくり出されないことになります。

また、皮膚や粘膜もたんぱく質でできていますから、前にも述べた第一バリアの強度にも影響してくるわけです。

私たちの体のたんぱく質は、20種類のアミノ酸で構成されています。そのうち9種類のアミノ酸（必須アミノ酸）は体内で合成することができず、毎日の食事から摂取する以外にはありません。しかも、アミノ酸は1種類欠けただけでも、すべてが無

私たちの体を構成する要素

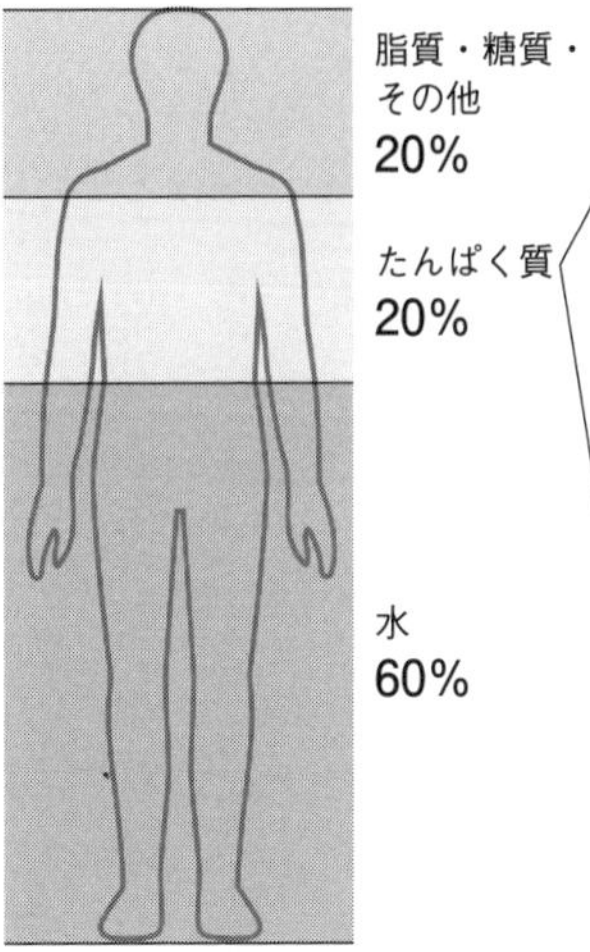

たんぱく質を構成するアミノ酸20種

必須アミノ酸	非必須アミノ酸
イソロイシン	グリシン
ロイシン	アラニン
リジン	セリン
メチオニン	アスパラギン酸
フェニルアラニン	アスパラギン
スレオニン	グルタミン酸
トリプトファン	グルタミン
バリン	アルギニン
ヒスチジン	システイン
	チロシン
	プロリン

効になってしまいます。なぜ、「食事は多様な食品をバランスよく」と言うのかというと、こうしたことも一つの理由です。

②ビタミン

●**ビタミンA**：〝邪の侵入口〟と述べた目・鼻・口の粘膜などを正常に保つために必要な栄養素です。免疫反応を高める働きもあります。

●**ビタミンC**：免疫細胞である白血球の働きを高めるとともに、ウイルスの増殖を抑えるインターフェロンの生成を促します。また、健康な皮膚や粘膜の生成にも欠かせません。
●**ビタミンE**：活性酸素を抑制し、免疫力の低下を防ぐ一方、免疫細胞を活性化します。ちなみに、活性酸素は、体内の感染防御の役割を担う一方で、過剰になると正常細胞を酸化させてしまう、厄介な存在です。
●**ビタミンD**：免疫の働きを整え、過剰な免疫反応は抑え、必要な免疫反応は促進する働きがあります。
●**ビタミンB群**：B1には、免疫細胞の数の維持や活性化の働きがあります。腸内で免疫に関する重要な役割を担っています。B6は、代謝に関わる酵素反応に必要なビタミン（補酵素）で、免疫機能を正常に維持するのに不可欠です。

③ミネラル
●**鉄**：体中に酸素を運ぶヘモグロビンを合成するのに欠かせないのが、血中の鉄分です。免疫細胞も他の細胞同様、血液から酸素や栄養の補給を受けますから、ヘモグロ

ビンが減少すれば、その活性も低下してしまいます。

●亜鉛：細胞の新陳代謝やエネルギー代謝を活発にすることで、免疫細胞も活性化する働きがあります。活性酸素から免疫細胞を守る抗酸化作用もあります。

「新型栄養失調」という言葉をご存じでしょうか？　熱量、いわゆるカロリーは足りているのに、いま述べたたんぱく質やビタミン、ミネラルなどの体をつくる重要な必須栄養素が足りていない、という状態をいいます。食が細い高齢者やダイエット中の女性、忙しくて食事が偏りがちな中年男性などに多いといわれます。

ガリガリに痩せているわけでもないので、栄養失調などには見えません。しかし、実態は栄養失調。逆に、隠れているだけに、発見が遅れる恐れもあります。

ここにもやはり、新型コロナウイルスが付け入る、人間の側のスキを見ることができます。

ここで取り上げた必須栄養素を含む食材については、次の一覧表にまとめておき

免疫力に関わる必須栄養素を多く含む食材

たんぱく質		牛肉、鶏肉、牛・鶏レバー、さけ、さんま、かれい、卵、牛乳、チーズ、豆腐、納豆 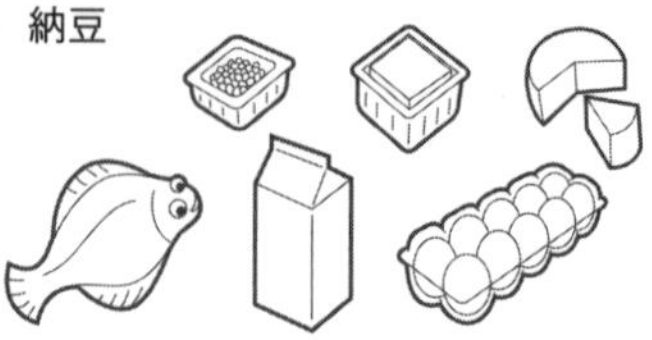 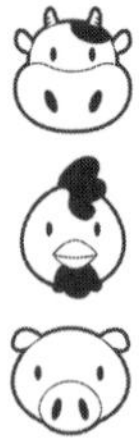
ビタミン	A	鶏・豚・牛レバー、うなぎ、ぎんだら、ほたるいか、あんこう肝、バター、ほうれんそう 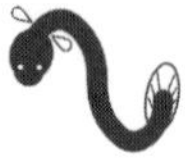
	C	赤・黄ピーマン、アセロラ、ゴールデンキウイ、ブロッコリー、菜の花 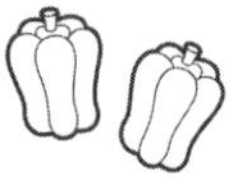
	E	アーモンド、落花生、ひまわり油、すじこ、ドライトマト、西洋かぼちゃ、ツナ缶、うなぎ 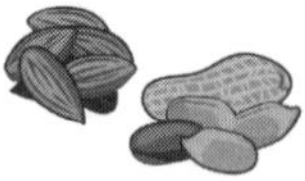
	D	いわし丸干し、まぐろ、さんま、いわし、かれい、さけ、うなぎ、干ししいたけ 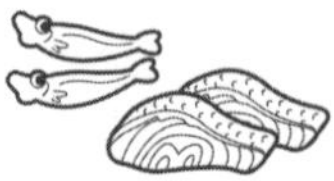
	B群	豚肉、豚・牛・鶏レバー、たらこ、煮干し、しじみ、あさり、にんにく、落花生 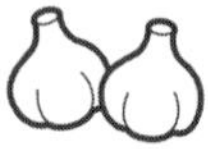
ミネラル	鉄	豚・鶏レバー、牛肉、しじみ、さんま、がんもどき、豆乳、そば、小松菜 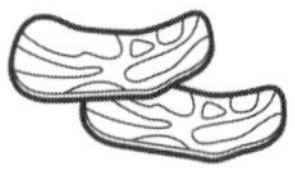
	亜鉛	かき、ほたて、煮干し、牛肉、牛・鶏レバー、チーズ、カシューナッツ、アーモンド 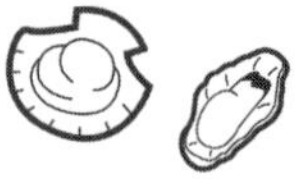

ましたので、参考にしてください。免疫に良さそうだからと一つの食材を集中的に食べるのではなく、多様な食材をバランスよく摂ることがなにより大切です。

栄養は、バランスが大切です。しかし、一番大切なことは、欠けや落ちがなく、すべてが充足されていることです。一種類でも欠けたり不足したりすると、やはり健康障害を生じます。

ですから、ここで紹介した免疫に直接関わる栄養素だけではなく、ビタミン13種類、ミネラル16種類すべてを含む三大栄養素が不可欠です（ビタミン13種類、ミネラル16種類の主な作用は、あらためて次ページの一覧表にまとめました）。これに、エネルギーの源である脂質、糖質を加えた五大栄養素、さらに腸内環境を整える食物繊維、抗酸化作用をもつファイトケミカルを含めた七大栄養素も欠かせません。

健康の完成・新型コロナ感染症への対応には、これら七大栄養素の充実が必要です。ひと昔前と違い、現代では日々、新しい知識が更新されています。ですから、「も

ビタミンの主な作用

名称			主な作用
脂溶性ビタミン	ビタミンA		目の網膜の色素成分となる。皮膚や粘膜を健康に保ち、免疫機能を高める
	ビタミンD		カルシウムの腸管での吸収を促進し、カルシウム代謝をコントロールする
	ビタミンE		抗酸化作用があり、老化予防、過酸化脂質の生成を抑制、血行をよくする
	ビタミンK		血液凝固因子を合成し、止血に働く。カルシウムが骨に沈着するのを助ける
水溶性ビタミン	ビタミンB群	ビタミンB1	主に糖質代謝をスムーズにする。神経の働きを正常に保つ
		ビタミンB2	糖質、脂質、たんぱく質の代謝を助ける。細胞の成長を促進、過酸化脂質の分解を助ける
		ナイアシン	糖質、脂質、たんぱく質の代謝を助ける。アルコール分解にも欠かせない
		ビタミンB6	たんぱく質の代謝に欠かせない。神経伝達物質の合成にも関わる
		ビタミンB12	葉酸とともに赤血球をつくる。神経伝達物質の合成に関わる
		葉酸	核酸（DNA）を合成し、赤血球をつくり、貧血を防ぐ。妊娠・授乳中には特に必要
		パントテン酸	糖質、脂質、たんぱく質の代謝に欠かせない。抗ストレス作用のある副腎皮質ホルモンの合成に働く
		ビタミンH	糖質、脂質、たんぱく質の代謝に欠かせない。皮膚や髪の毛の健康を保つ
	ビタミンC		コラーゲンの合成を助ける。有害物質を解毒する。免疫機能を高める。抗酸化作用がある

※本多京子監修「食事と栄養の教科書」より

ミネラルの主な作用

名称		主な作用
多量元素	ナトリウム	筋肉や神経の興奮を弱める。細胞の浸透圧を一定に保つ
	カリウム	ナトリウムとともに細胞内の浸透圧を一定に保つ。高血圧の予防に役立つ
	カルシウム	歯や骨をつくる元になる。神経の興奮を鎮める。血液の凝固を早める
	マグネシウム	筋肉の収縮を助ける。神経の興奮を鎮める
	リン	歯や骨をつくる元になる。糖質がエネルギーになるのを助ける
	イオウ	含流アミノ酸としてたんぱく質に含まれ、毛髪や皮膚、爪などをつくる
	塩素	胃液（塩酸）の成分となり、消化を助ける
	鉄	赤血球中のヘモグロビンや、筋肉のミオグロビンなどの成分となる
微量元素	亜鉛	核酸やたんぱく質の合成に欠かせない。インスリンの構成成分
	銅	赤血球中のヘモグロビンがつくられるときに、鉄の働きを助ける
	マンガン	骨の形成を促進する
	クロム	糖質や脂質の代謝に欠かせない
	モリブデン	糖質や脂質の代謝をスムーズにする。鉄の利用を高める
	セレン	ビタミンEとともに、抗酸化に働く
	ヨウ素	甲状腺ホルモンの成分となり、成長期の発育を促進する。体内の新陳代謝を活発にする
	コバルト	ビタミンB12の構成成分で、造血活動に不可欠

うそんなことは知っている」などということはありません。感染の不安をなくすには、飽くなき進歩が必要です。この本が、そのお役に立てば幸いです。

腸内フローラを免疫強化の味方にする

免疫細胞は骨髄でつくられ、血液やリンパ液によって体中に送られています。その免疫細胞の70％が集中しているのが腸です。

口から肛門までつながっている消化器官は、外界と直接つながっています。「内なる外」といわれるほど、病原体と接触する場所になっています。特に、腸は栄養などさまざまな物質を吸収するところなので、病原体を細胞内に取り込むことがないように、免疫細胞が多く存在していると考えられます。

腸は体内最大の免疫器官、全身の免疫システムにも影響を与えています。その免

腸内フローラを形成する腸内細菌

	理想割合	主な菌	作用	体への影響
善玉菌	２割	・ビフィズス菌 ・乳酸菌	・ビタミンの合成 ・消化吸収の補助 ・感染防御 ・免疫刺激	・健康維持
悪玉菌	１割	・ブドウ菌 ・ウェルシュ菌 ・有毒株の大腸菌	・腸内腐敗 ・毒素の産生 ・発がん物質の産生	・病気の引き金
日和見菌	７割	・バクテロイデス ・無毒株の大腸菌 ・連鎖球菌	・バランスが崩れ、悪玉菌が優勢になったとき、悪玉菌の作用を強化	・日和見菌自体に影響力はない

疫力を高めるカギとなるのが、腸の健康です。そして、腸が健康な状態とは、腸内フローラ（細菌叢）のバランスが整った状態ということになるのです。

腸内には、善玉菌・悪玉菌・日和見菌と呼ばれる三つに分類された腸内細菌が存在しています。合わせた種類は数百種、数なら１００兆個に上ります。

善玉菌は、消化吸収を助けたり、免疫を刺激したりして、健康維持や老化防止の働きをします。反対に、悪玉菌は体に悪影響を及ぼします。一方、日和見菌は、健康なときはおとなしくしているのですが、体が弱ったりすると悪影響が出てきます。

善玉菌・悪玉菌・日和見菌の構成比は、2割・1割・7割でバランスが維持されており、善玉菌が悪玉菌より優勢になっています。このバランスが崩れ、悪玉菌が優勢になると、免疫力が低下してしまいます。加齢によって悪玉菌の割合が増え、現代人の多くも善玉菌がかなり減少していると見られています。

では、腸内の善玉菌を増やし、善玉菌優勢の状態にするには、どうしたらいいのでしょうか?

腸内環境を整えるには、適度な運動や規則正しい生活、ストレス解消なども大切です。ここでは、一番重要な食事について述べたいと思います。

発酵食品には、ビフィズス菌や乳酸菌など、生きた善玉菌が豊富に含まれています。ヨーグルトやチーズ、糠漬け、納豆、味噌などの発酵食品を食べることで、善玉菌を直接摂取することができます。

ただし、チーズや糠漬けなど、塩分の多いものは摂り過ぎに注意が必要です。また、一回にたくさん摂取したからといって、すぐに腸内環境が整うわけではありません。食生活に継続的に取り入れていくことが大切です。

なお、腸内細菌の餌となる食物繊維の摂取も忘れないでください。食物繊維が多く含まれる食材としては、玄米や胚芽米、豆類、ごぼう、青菜などの野菜類、きのこ類、海藻類などが挙げられます。

ピンポイントの免疫活性物質ＬＰＳ

免疫システムは、多くの免疫細胞間の連携によって構築されています。その中心となるのが、前に述べた自然免疫の主役、マクロファージです。主に貪食作用など多彩な機能をもっており、免疫力の強度に最大の影響力があります。したがって、免疫力

マクロファージを活性化させるLPS

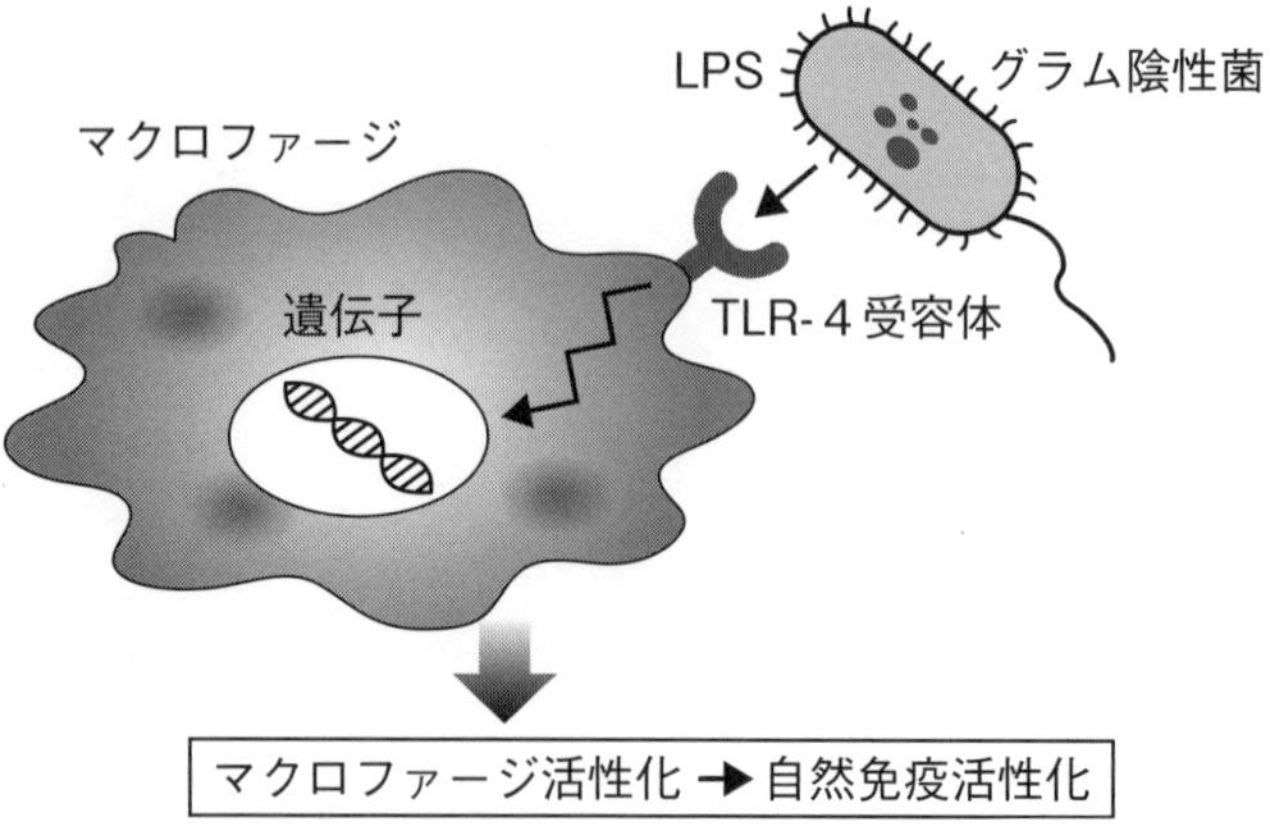

※マクロファージの細胞表面には、ウイルスや乳酸菌などさまざまな物質の受容体がある

を強化するには、マクロファージを活性化するのが最も効果的とされています。

そのマクロファージの活性化に有効な自然物質が、発見されています。LPS（リポポリサッカライド）です。LPSは、グラム陰性菌の細胞壁外側に、ぎっしりと埋め込まれた形で存在しています。

マクロファージの細胞膜表面には、さまざまな物質を捕らえる受容体（レセプター）があります。そのうちのTLR－4という受容体がLPSをキャッチし、両者が結合すると核内の遺伝子が刺激を受け、マクロファージが活性化されるというわけです。

その結果、感染防御、創傷治癒、代謝調節など、マクロファージの多様な機能が高まります。


ちなみに、LPSなどの微生物成分によって活性化される自然免疫に関する研究は、2011年にノーベル生理学・医学賞を受賞しています。

それまで、人間の体に細菌の成分LPSに特異的な受容体が存在するなどということは、誰も想像できませんでした。この発見以後、自然免疫の健康を支える重要性が明らかになり、研究が急速に進展しました。

感染防御だけの免疫システムの概念を超え、自然免疫が、異物を識別するメカニズムなども解明されました。人体に備わっているLPSと結合する受容体のシステムが、生体の恒常性維持（ホメオスタシス）の役割を果たしていることも明らかになったのです。

広がる相乗効果の可能性

ＬＰＳ受容体について、重要なことなので、もう少し説明したいと思います。

マクロファージのＴＬＲ受容体は、ＴＬＲ－４を含めて10種類見つかっています。

ＴＬＲ－２受容体は、乳酸菌やきのこ、酵母の成分ペプチドグルカン、ベータグルカンと結合し、マクロファージを活性化します。前の章で述べましたが、「ヨーグルトやきのこを食べると免疫力が上がる」とよく言われるのは、このためです。

ただし、ペプチドグルカンやベータグルカンでＬＰＳと同程度にマクロファージを活性化させようとすれば、１０００倍から１０００００倍の量が必要とされます。ＬＰＳの自然免疫に対する活性化能力が、いかに大きいかが分かります。

ただし、これで、ペプチドグルカンやベータグルカンが、ＬＰＳとは違う受容体を通じて私たちの生体に作用することが分かりました。つまり、ＬＰＳだけではなく、これらの機能性グルカン類も併用すれば、相乗効果が期待できるというわけです。

薬剤治療の効果例を参考にすると、１種類だけの薬の投与に比べて、作用する受容体の異なる薬を併用したほうが、薬剤効果がはるかに強くなるという現象（相乗効果）が知られています。

その典型例が漢方薬です。漢方薬を構成する化学成分は、個々の量はごく微量ですが、私たちの想像をはるかに超えるほど多種類です。このごく微量の化学物質が、多発的に多数の違う受容体に作用するため、何倍かの強い反応（相乗効果）が引き起こされるわけです。

ＬＰＳが存在するグラム陰性菌は、口腔や腸管、土壌、植物など、身近なところに多数存在します。毒作用はなく、口から飲み込んでも、安全な物質です。

ＬＳＰが多く含まれる食材としては、野菜、穀類、海藻類などが挙げられます。グラム陰性菌は土壌中に多く存在するので、特に根菜類はＬＰＳが豊富です。皮の外側にあるので、皮を厚く剥くのは避けてください。

海中で育つ海藻類にも多く含まれています。海水中の付着菌によるものです。加熱調理しても、ＬＰＳは活性を失わずに残ります。

ぜひ、普段の食生活に活用してください。

新たに注目される免疫活性化物質ＡＬＡ

新型コロナウイルス感染症の重症化を防ぐ物質として、最近注目されているのが生理活性物質ＡＬＡ（アラ／5ーアミノレブリン酸）です。

ＡＬＡは、私たちの体を構成する体細胞中のミトコンドリアの作用を活性化、エネルギー産生を向上させます。一方、不足すると、代謝（体内での物質の化学変化）

が低下して、心身の不調や病気が生じます。ウイルスや細菌に対しても感染し易く、また感染すると重症化し易くなってしまいます。

ALAは、私たちの大脳にある松果体（視床の上部にある、ノルアドレナリン、ヒスタミン、メラトニンなどを分泌する重要な器官）でつくられています。微量しか得られず非常に貴重なため、かつてはプラチナより高価といわれていましたが、いまでは酵素を使って量産が可能になり、サプリメントなどにも使用されています。

ALAの構成成分は遊離アミノ酸です。アミノ酸は自然界に500種類以上ありますが、たんぱく質をつくれるのは20種類のアミノ酸（必須アミノ酸と非必須アミノ酸）だけで、それ以外のアミノ酸を遊離アミノ酸といいます。この遊離アミノ酸は、血液や組織内・外の組織液中に存在しています。

進化の歴史から見ると、ALAが人体内に初めて発現したのは約25億年前と、推定されています。このころ、人体を形成していたのは原始真核細胞です。原始真核細胞は、外部環境から栄養となる物質を取り込み生きていました。しかし、エネルギー産生する能力が低く、活動性が悪かったため、あまり動けませんでした。

一方、これとは別に、酸素を使って高いエネルギーを産生する原核細胞（プロテオバクテリア）が存在していました。15億年前、この原核細胞が人類のルーツである原始真核細胞の中に入り込み、共生するようになったのです。

入り込んだ原核細胞が進化して、現在のミトコンドリアになりました。ミトコンドリアはＡＴＰ（アデノシン三リン酸）を大量に生産し、大きなエネルギーを生み出します。それによって、人間は活発に活動することができるようになったのです。

現在のオリンピック選手などの驚くべき運動能力は、このような進化の結果と言ってもいいでしょう。私たちの体に備わった免疫力も、やはり進化から逃れることはできないものだということを、ＡＬＡの存在を通してあらためて示されたように思います。

ここで、ぜひ、理解しておいていただきたいことがあります。

ＬＰＳやＡＬＡなどは、いずれも単独で病気を治したり、健康を増進させたりするものではないということです。壊血病にビタミンＣ（アスコルビン酸）、脚気にビタミンＢを使うような、劇的な効果は得られません。

単一物質不足で生じる障害は、その欠落物質を補えば、劇的に効きます。しかし、感染症や免疫力弱化に、ＬＰＳやＡＬＡは単独で著効を得られるものではありません。

これらの物質（成分）は、発見されたばかりです。未知の物質は、まだまだあります。それらが、複合・協働して、私たちの体を支えているのです。単独物質に、魔法のような薬効を期待するのは、無理です。

この本で述べているのは、私たちの体を支配する自然の原則を知っていただくための、知識・情報です。

読んでおられる、あなた方の理解力に頼っています。この文面の背後にある健康・病気のメカニズム――発生の要因という大きなテーマを、ご理解ください。

コラム⑤

〝腸内フローラ〟はさまざまな病気と関係

●大腸は体中で一番の……

大腸というと、一般的に、食べ物の消化のことぐらいしか思い浮かべません。しかし、大腸は、私たちの体の中でも、さまざまな面で〝一番〟という、とても重要なところです。例えば、免疫細胞、末梢神経、微小血管の数で一番、ホルモンをつくり出す量でも一番です。

最近、この重要な大腸をめぐるトラブルが急増しています。20年前から、がんで亡くなる女性のうち、大腸がんが原因という方が一番多くなっています（男性は3位）。潰瘍性大腸炎の患者さんは、40年前の約100倍、30年前の10倍に増加しています。

特に、潰瘍性大腸炎は、免疫システムの異常が原因になっていると考えられています（自己免疫疾患）。

●腸内フローラが握る健康度

では、その免疫システムの異常は、どうして起こるのでしょうか？

指摘されるのが、腸内環境の悪化です。

とりわけ、腸内フローラ（腸内細菌叢）の変化が、前述の潰瘍性大腸炎ばかりでなく、肥満や糖尿病、がん、自閉症などさまざまな病気と関係していることが明らかになっています。

腸内フローラが変化する要因と言えば、偏食や暴飲暴食、さらには抗生物質の過剰な服用、生活習慣の乱れ、強いストレスなどがあります。

まさに、「当たり前」すぎてできない、〝超健康〟を実現する5項目に該当することばかりです。ぜひ、自らの生活習慣を見直し、健全な〝腸内フローラ〟を戻してください。

第6章

ストレスは免疫の大敵だ

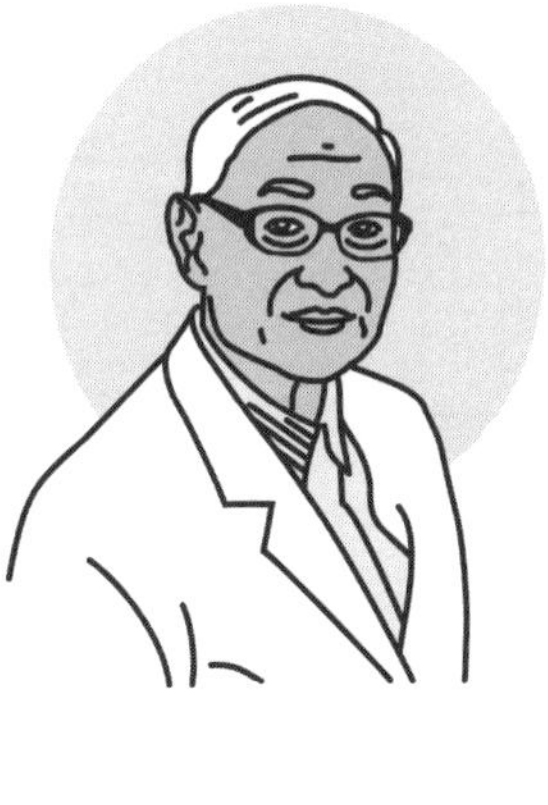

ストレスと自律神経の関係

「ストレスで免疫力が下がっちゃったよ」

よく聞く話ですが、ストレスは心の問題。それがなぜ、免疫力に影響してしまうのでしょうか?

人間の体内では、昼起きている間も夜寝ている間も、自律神経が黙々と働いています。そのおかげで、内臓の機能や代謝から体温、呼吸、血圧まで、自分では意識しなくても勝手にコントロールされているのです。

自律神経には、交感神経と副交感神経があります。

交感神経は、主に日中の活動期に優位になります。全身の活動力を高める神経で、血圧や血糖を上げたり、血液を筋肉や脳に集めたりする働きがあります。交感神経が

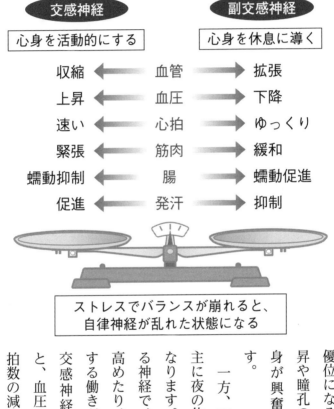

自分の意思でコントロールできない自律神経

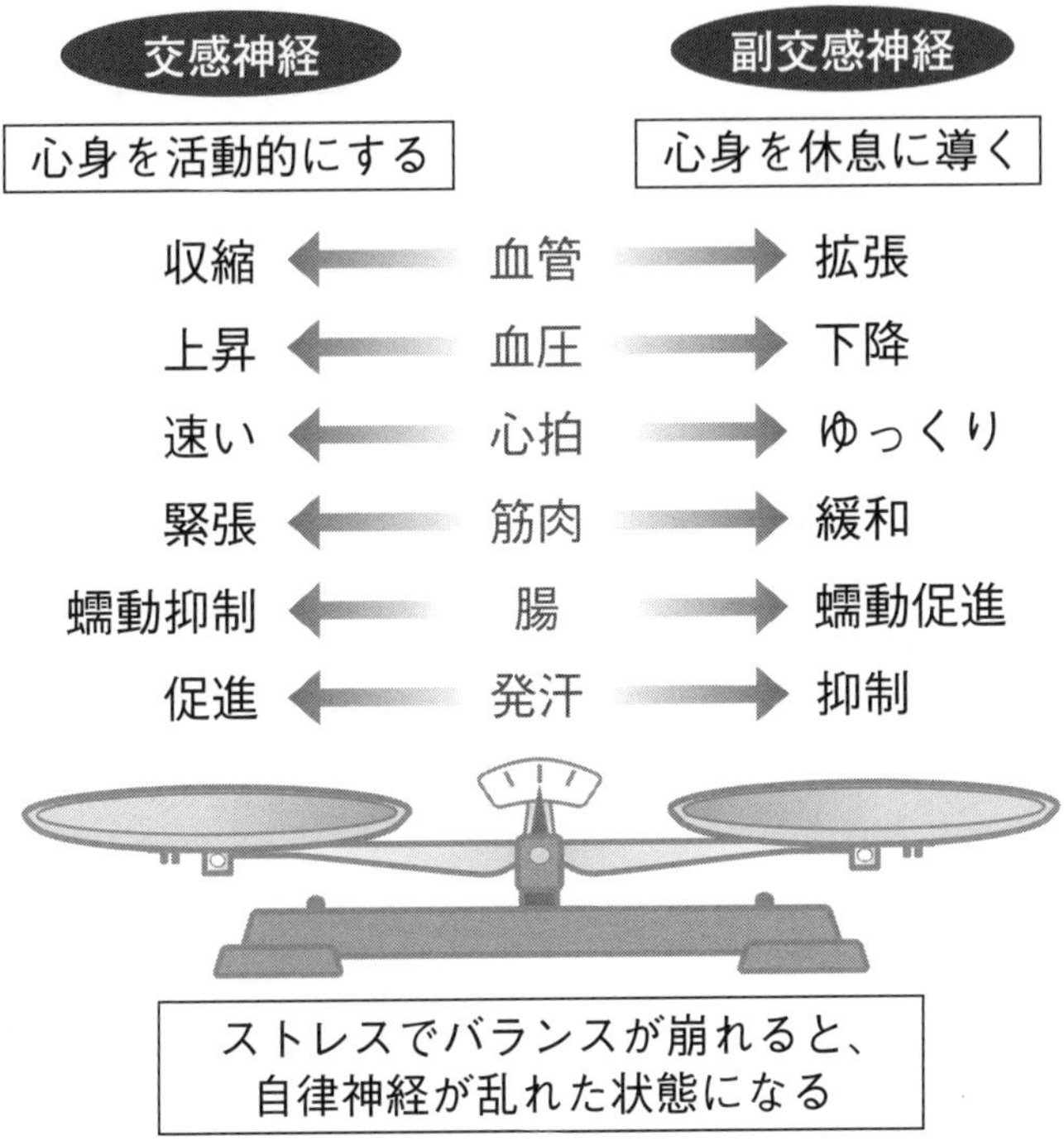

優位になると、血圧の上昇や瞳孔の拡大など、心身が興奮状態になります。

一方、副交感神経は、主に夜の休息期に優位になります。体を回復させる神経で、内臓の機能を高めたり、正常にしたりする働きがあります。副交感神経が優位になると、血圧の下降による心拍数の減少や瞳孔の縮小など、心身が休息状態になります。

自律神経は、この二つの神経のバランスが適度に保たれることによって成り立っています。

ところが、ストレスを受けることで、交感神経がコントロールする副腎皮質からコルチゾールというホルモンが分泌されます。同時に、副腎皮質内にアドレナリンなどが分泌されます。

コルチゾールとアドレナリンは、血糖値や血圧の上昇、胃酸の分泌などを促します。こうした働きから、交感神経が優位になった状態が続くため、副交感神経とのバランスが崩れてしまうのです。

ストレスによって、自律神経が乱された状態です。

では、自律神経のバランスが崩れると、なぜ免疫力の低下が起きるのでしょうか？

自律神経と免疫力の関係

免疫システムを担っている主要な免疫細胞は、前にも説明した通り白血球です。白血球には、主にリンパ球、顆粒球（好中球など）、マクロファージの三つの免疫細胞が存在しています。そのうちリンパ球は、ＮＫ細胞（ナチュラルキラー細胞）にも関係しています。

免疫システムを支配する自律神経の、交感神経が優位なときには顆粒球の比率が上昇し、副交感神経が優位なときはリンパ球の比率が上昇するようになっています。

ところが、ストレスを受けると、不安や緊張で交感神経が働き続ける状態になります。すると、顆粒球が増加して、過剰な顆粒球がリンパ球の働きを抑制します。その結果、免疫力が低下してしまうのです。

それだけではありません。前項で述べた通り、ストレスを受けると、交感神経がコントロールする副腎皮質からコルチゾールというホルモンが分泌されます。興奮を鎮めるためです。ＮＫ細胞の受容体には、このコルチゾールと結合する特性がありま す。結果、ＮＫ細胞の働きが阻害されてしまうのです。

ＮＫ細胞は、わずかなストレスでも働きが弱くなってしまいます。

日本で新型コロナウイルス感染症が流行し始めた当初、横浜港に入港したクルーズ船内で感染者が多数出たことがありました。患者さんは船内に閉じ込められ、不安と緊張からストレスを感じたのではないでしょうか。

本来、免疫力を高めなければならない局面で、それとは真逆な環境になっていたと言えます。船内で感染が拡大した原因の、一つだったかもしれません。

自律神経を整える生活習慣

自律神経のバランスを崩すと、免疫力の低下ばかりでなく、自律神経失調症や心身症、神経症といった心理的・身体的なさまざまな症状に悩まされることになります。どうすれば、自律神経を健全に保つことができるのか？　私がお勧めするいくつかの方法をご紹介しましょう。

①ストレスを溜め込まない

まずは、ストレスを溜め込まないことです。

人間関係や仕事などで不安や悩み、強いプレッシャーなどを感じたら要注意です。例えば、漫才や落語、お笑いトーク番組などを観て、大いに笑って気分転換をはかってください。実際、笑った前と後でＮＫ細胞の活性度を測った実験がありますが、笑った後のほうが、確実に活性が上昇しているそうです。

免疫力が上がったということは、自律神経が健全に働いているということを意味します。

ストレスを解消するだけではなく、もう一歩進め、「〝超健康〟を実現する5項目」の最後に挙げた、「生きがいのある生活」も重要です。

最近、注目されている精神免疫学の研究――前述した笑いの前後でNK細胞の活性度を測ったのも、この分野の実験――によって、心と体は切り離して考えることはできない。明るく生きがいをもって日々の生活を送ることで、体内の自然治癒力の向上に大きな影響を与える、ということが分かっています。

②条件反射を生かした規則正しい生活

規則的な生活を送ることも大切です。

最近の若い人に多い昼夜逆転の生活や偏食、睡眠不足のような生活習慣の乱れは、交感神経が優位になる時間が長くなることにつながります。夜遅くまでスマホやタブレットを見ているようなことは避けるべきです。

起床後に、コップ一杯の水を飲み、胃腸を目覚めさせてください。そして、朝食をしっかり摂りましょう。副交感神経から交感神経への切り替えがスムーズにいくため、自律神経のバランスが整い易くなります。

規則的な生活習慣が必要な理由を理解するためには、条件反射について知る必要があります。

条件反射は、無条件反射が基になって形成されます。無条件反射は、例えば、食物を口に入れたときから生じる消化液の分泌や胃腸（消化管）の蠕動運動の発動などが分かり易いでしょう。生まれつき自然に備わっている神経反射機能です。痛みを受けると、瞬間的に身体が反応するのも、無意識に生じる反射運動です。

パブロフの犬の実験で有名です。餌を与えるときブザーを鳴らしていると、いつしか実際に餌を与えなくても、ブザーだけで反応し消化活動が惹起されるというものです。現実には、ブザーを使わなくても、毎日ほぼ同じ条件、特に同じ時刻に食事をしていると、その時刻に合わせて消化活動が盛んになります。少しくらいのズレは問題ありませんが、毎日の食事条件、特に時刻がバラバラだと、消化活動も悪化するわけです。

消化活動に限らず、仕事における集中力や思考能力などにも、この原理は見えない力で働いています。

例えば、オリンピック選手の、あの超難度の美技！　どんな競技であれ、すべては条件反射形成の結果なのです。私たちが、自分の必要とする目的を達成するためには、この条件反射形成の獲得が役立ちます。

イルカの芸や猿の人間的な仕草をショーにするのも、この条件反射形成のよい見本です。条件反射形成については、面白いエピソードがたくさんありますが、紙幅の都合で今回はこのくらいにしておきます。機会があれば、別の著書でご紹介したいと

トリプトファンを豊富に含む食品

食品名		含有量 mg/100g
魚介類	かつお（生）	300mg
	まぐろ赤身	300mg
	あじ	230mg
	いわし	220mg
肉類	牛レバー	290mg
	豚レバー	290mg
	豚ロース	230mg
	鶏胸肉	220mg
乳製品	プロセスチーズ	290mg
	ヨーグルト	47mg
	牛乳	41mg

食品名		含有量 mg/100g
卵類	鶏卵	180mg
豆類	大豆	520mg
	小豆	220mg
	木綿豆腐	98mg
	油揚げ	270mg
	枝豆	150mg
種実類	アーモンド	200mg
	カシューナッツ	360mg
	くるみ	200mg

※「日本食品標準成分表」より

思います。

③栄養バランスの取れた食生活

自律神経を整える食生活について、述べておきましょう。

偏食がよくないことは当然ですが、さまざまな栄養をバランスよく摂ることが大切です。その中でも、特に積極的に摂ってほしいのは、トリプトファンやビタミン、カルシウムが豊富な食材です。

これらの食材については、上に一覧表にまとめておきましたので、参考にしてください。

必須アミノ酸の一つトリプトファンは、気持ちをリラックスさせ、ストレスを抑制する効果のある脳内ホルモン・セロトニンがつくられる際の材料となります。また、ビタミンは、脳内の糖代謝を助けたり、活性酸素を抑制したりする働きがあります。カルシウムは、交感神経を抑制する作用があるので、イライラや不安な気持ちを軽減してくれます。

ぜひ、試してみてください。

自律神経を整える運動

ストレッチなどの運動をすると、筋肉の緊張がほぐれ血流がよくなり、副交感神経が活性化し易くなります。

自律神経を整えるのに有効なストレッチの具体的なやり方については、次ページにイラストでご紹介しておきます。参考にしてください。

自律神経を整えるには、ゆったりとした動作で筋肉を伸ばしてください。急激な運動や激しい運動は、かえって交感神経を活発にしてしまいます。

自律神経と関係の深い部位に、背中があります。背筋を伸ばしたり、体を左右に曲げたりするだけでも、自律神経を整えることが期待できます。

ストレッチだけでなく、副交感神経を刺激するヨガも、自律神経を整えるうえでは期待できる運動です。

自律神経を整えるストレッチ

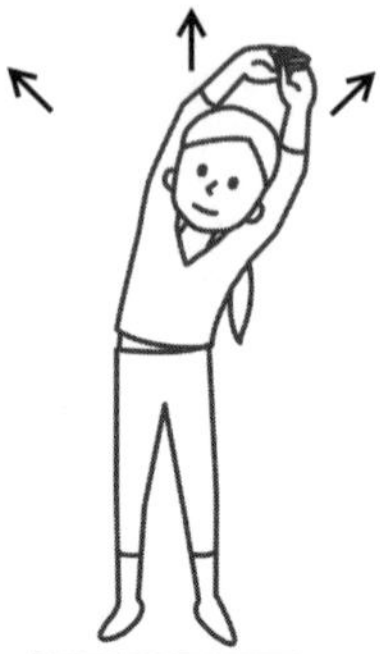

体側を伸ばす

両足を肩幅に開いて立ち、両腕を上げ、右手先を左手でつかむ。息を吐きながら上体を左に倒し、息を吸いながら元に戻し、上方向へ伸ばす。

反対側も同様に行う

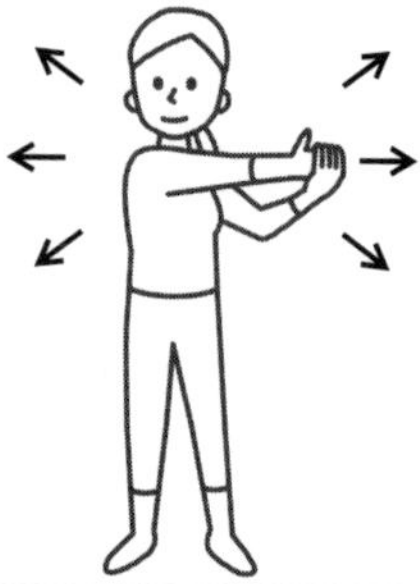

腕・背中・脇腹を伸ばす

両足を肩幅に開いて立ち、両腕を前に伸ばし、右手先を左手でつかむ。息を吐きながら右腕を左手で引っ張り、斜め上、真横、斜め下に伸ばす。

反対側も同様に行う

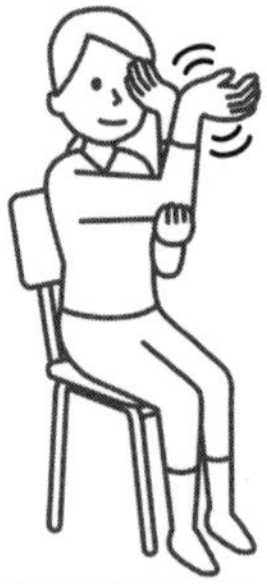

肩甲骨を動かす

力を抜いて椅子に座る。背筋を伸ばし、右腕を前に出し、肘を直角に曲げる。左手を右肘に添えて固定し、右手首をグルグル回す。

左腕も同様に行う

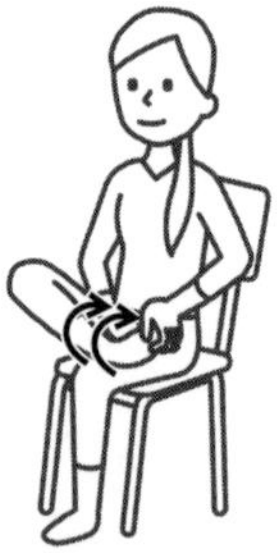

股関節を動かす

膝が直角になるよう椅子に座り、右足首を左足の上に乗せる。両手で左足先を持って、グルグルと回す。

左足も同様に行う

※小林弘幸監修「自律神経を整える」より

体温を上げて免疫力を高める

この項の最後に、自律神経経由ではなく、直接的に免疫力を高める方法を一つ、ご紹介しておきます。

それは、体温を上げることです。

免疫細胞を活性化させるには、少し高い体温が必要です。体内で起こる化学変化は、体温の高いほうが有利です。体温が低いと、酵素の働きが悪くなり、代謝スピードが遅くなります。免疫反応は酵素の作用によって進みます。

細菌やウイルスに感染すると、熱が出ます。サイトカインなどの働きによって、炎症が起きるためです。熱が出る、いや熱を出すことによって、自己免疫力を高めているのです。生体防御システム発動の一環です。

体温を上げて免疫力を強化すれば、健康度も上がります。細菌やウイルスに感染しにくくなりますし、感染しても重症化しないですみます。

では、体温を上げるにはどうしたらいいでしょうか？

一つには、体内の熱産生を高めることです。それには、筋肉を鍛えてください。筋肉は、基礎代謝の70％を占めています。私たち自身が生み出している熱の、30％にあたります。

次ページに、熱産生量を上げる運動をイラストでご紹介しました。参考にしてください

激しい筋トレをする必要はありません。普段から、体を習慣的に動かすだけでもかまいません。私は高齢者の方に、挨拶の際には手を振ることをお勧めしています。「こんにちは」「さようなら」と言いながら、片手を軽く上げて左右に振るだけです。これだけでも、わずかですが熱産生が上がります。親しい人のときには、両腕を上げ

熱産生量を上げる筋肉強化法（アイソメトリックス）

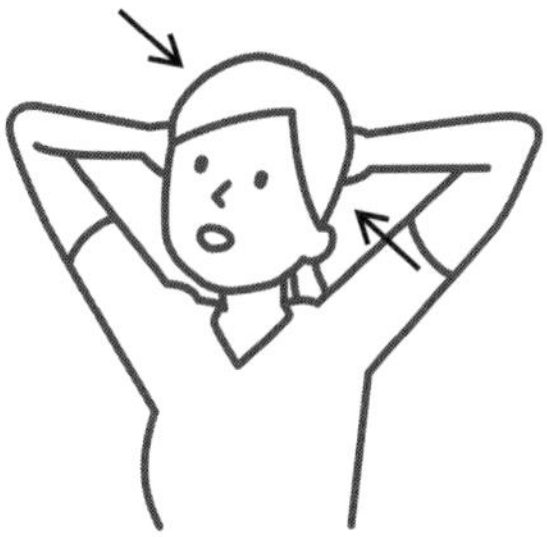

首の筋肉強化

頭の後ろで両手を組み、首の後ろの筋肉を意識しながら7～10秒、頭と手で前後に押し合う

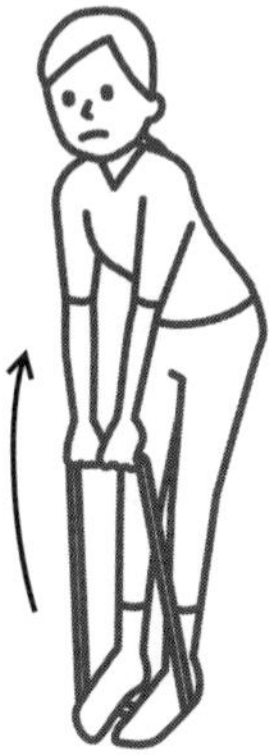

腰の筋肉強化

輪にしたひもを両足にひっかけ、腰と背中の筋肉を意識しながら7～10秒、上に向けて引く

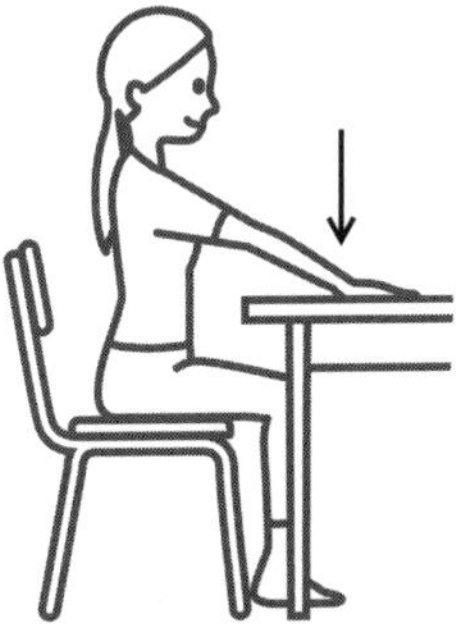

腹の筋肉強化

椅子に座り、机に両手を伸ばして置く。腹筋に力が入るのを意識しながら7～10秒、手の平を机に押しつける

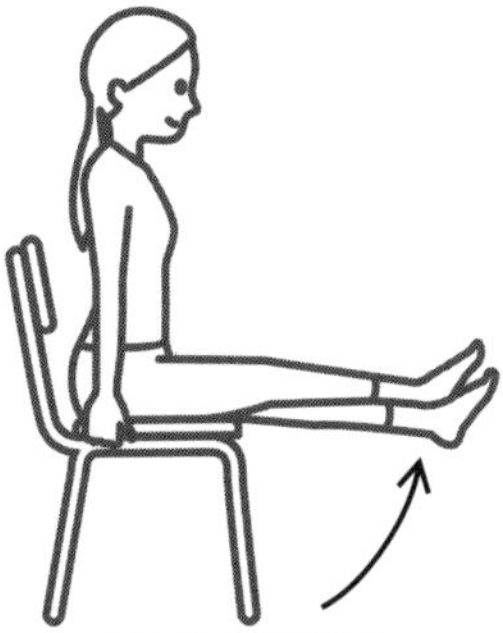

脚の筋肉強化

椅子に座って両足を伸ばし、右足をクロスさせたまま7～10秒、静止する。左足を上にして同様に行う

※酒井猛監修「免疫力を上げて体を守る！」より

体温が体に及ぼす影響

36.5 ～ 37.0 度未満	免疫力・基礎代謝共に高く、理想的状態
36.0 ～ 36.5 度未満	すぐに悪影響はないものの、低体温予備軍
35.5 ～ 36.0 度未満	低体温の始まり。がん細胞が最も増殖し易い
35.0 ～ 35.5 度未満	自律神経失調、排泄機能低下などの症状が現れる

体温が１度下がると、免疫力が 30% 低下するといわれる

※奥村康監修「免疫力を上げる名医のワザ」より

て大きく振ってください。さらにいい〝挨拶運動〟になります。

同時に、筋肉の元になる良質のたんぱく質を十分に摂ってください。良質なたんぱく質は、卵、肉、魚などに多く含まれています。

筋肉量の少ない人は、免疫力があまり高くない場合が多いのです。

なお、筋肉とともに体内の熱産生に関わる肝臓の働きが悪いと、やはり体温が低下します。肝臓に良い食事などにも気を配ってください。

体温を下げないようにするためには、服装の調整や、夏場の冷房の管理、冷たい物を食べ過ぎない、といったことも大切です。特に女性は、露出部分が多いので、血行が悪くなり、冷えにつながることがあります。また、長時間、腰かけたままでも血行が悪くなりますから、時々立ち上がって周辺を歩いてみるのもいいでしょう。

自宅で体を温めるなら、入浴が一番効果的です。シャワーですませず、40度から40・5度くらいのお湯に10分以上浸かってください。これは自律神経経由になりますが、副交感神経が優位になり、NK細胞の活性化につながります。血流改善による効果も加わります。

夜の睡眠中は、一日のうちで一番体温が下がります。寝る前に入浴して体内の温度を上げ、睡眠中の免疫力を高めるようにしてください。

・熱ショックたんぱく（HSP）についても、簡単に触れておきます。

ＨＳＰは、たんぱく質が加熱されて生じるものです。卵をゆでると、次第に固まっていきます。たんぱく質の分子構造が変化して起きるのですが、主にたんぱく質でできている私たちの細胞でも、外部からの熱で同様のことが起きます。

その際、適切な高温であれば、体内に有用なＨＳＰが生じます。適切な高温入浴は、体内にＨＳＰを増やし、細菌やウイルスへの抵抗力を与えてくれることが分かっています。

コラム⑥

「ストレスがない」というストレス

●無ストレス空間で生体の機能低下に

ストレスによって、免疫力が落ちるばかりでなく、頭痛や高血圧、胃の痛みや下痢、便秘、さらには鬱病や不安症を発症することは、よく知られています。

一方、アメリカの心理学者が行った、興味深い実験があります。

室温が一定で、匂いも音もなく、薄暗い個室、すなわち〝無ストレス空間〟を用意し、協力を得た何人かの被験者に、各自、一定時間そこに入っていてもらいました。すると、個室から出てきた大半の被験者は、体温の調整機能が乱れたり、暗示にかかりやすくなったりしたといいます。

つまり、ストレスが強ければ、心身に悪影響があるものの、まったくなければないで、良い結果にはつながらないということです。

●良いストレス、悪いストレス

ストレスをコントロールすることが、非常に重要になってきます。一方、その人にとって「良いストレス」「悪いストレス」があるということもあります。

確かに、人によっては、目標を掲げて頑張る——ストレスをかける——ことを、自己成長につなげられます。これは、その人にとっては、良いストレスです。しかし、このやり方が、誰にでも通じるわけでもありません。

良いストレスも、いつしか自分を強迫的に追い込むことになれば、悪いストレスに変わってしまいます。不眠や頭痛、肩こりやめまいに悩まされることになります。

自分の性格や心身の調子などを的確に捉え、無理なくストレスと付き合っていくことが、一番大切なことかもしれません。

●おわりに

世界的な流行・パンデミックを引き起こした新型コロナウイルス感染症――この流行を早く終わらせようと、私たちはさまざまな試みを繰り返してきました。成功したこと、失敗したこと、さまざまですが、まだまだ完全終息には至っていません。

しかし、この体験を生かし、次の時代を快適に生きていくためには、私たち一人一人がなすべきことを、自覚する必要があります。

それは、個人の健康度をもう一段以上引き上げることです。ただ単に病気ではないという健康で満足していると、危険です。それだけではなく、病気がないうえに、気力・体力ともに充実した健全性を獲得することが、必要なのです。

医師である私がこのような言葉を使うことに、疑問をもつ人もいるかもしれません。しかし、私はこれが最もふさわしい言葉だと思っています。端的に言えば、その健康は〝超健康〟です。

本書では、超健康をつくるために、その基礎となる免疫力を高める方法を述べました。栄養を中心とした食事から運動、生活習慣病やストレスとの関係まで、必要なことをできるだけ述べました。

何か特効薬的なものがあるわけではありません。解明された事実を基礎にして、科学的に考えています。〝自然の理〟に沿って、効果があると判断したことを、複合的にいくつも組み合わせて実行することが必要です。そこに生まれた相乗効果を活用する――これが根幹になります。

私自身、今年89歳を迎え、さらに進化して、新情報をお伝えします。来年は節目の90歳。〝条件反射〟の積み重ねで、少しずつですが前進している自分を、感じています。現役医師として、これからも一層、頑張っていくつもりです。もっとお役に立つことを、またお伝えします。
みなさまの、そして自分自身の〝超健康〟を願いながら、筆をおきます。

郡山市朝日病院にて

力丸米雄

◆参考文献一覧

・『進化の教科書・第1集　進化の歴史』（ブルーバックス）
カール・ジンマー、ダグラス・J・エムレン著／更科　功、石川牧子、国友良樹訳　講談社
・『進化の教科書・第2集　進化の理論』（ブルーバックス）
カール・ジンマー、ダグラス・J・エムレン著／更科　功、石川牧子、国友良樹訳　講談社
・『感染症と免疫力』（PLUS新書）藤田紘一郎　ワニブックス
・『免疫ビタミン――LPSで新型コロナに克つ』（PLUS新書）杣源一郎著　ワニブックス
・『専門医が教える新型コロナ感染症の本当の話』（幻冬舎新書）忽那賢志　幻冬舎
・『酸化ストレスの医学』内藤裕二、豊国伸哉著　診断と治療社
・『タンパク質・アミノ酸の新栄養学』岸　恭一、木戸康博著　講談社サイエンティフィク
・『標準細胞生物学』石川春律、近藤尚武、柴田洋三郎編集　医学書院
・『生物はなぜ死ぬのか』小林武彦著　講談社
・『THE　CIBACOLLECTION――3-DIGESTIVESYSTEMⅡ』
FRANK・H・NETTER
・「からだにいい食事と栄養の教科書」本多京子監修　永岡書店

・「免疫力を上げる名医のワザ」奥村　康監修　宝島社
・「免疫力が上がるお得技ベストコレクション」奥村　康監修　晋遊舎
・「医者が教える免疫力を上げるワザ」天野　篤ほか取材協力　大洋図書
・「ウイルスに負けない免疫力を鍛える！」竹田和由ほか著　枻出版社
・「免疫力を上げて体を守る！」酒向　猛ほか監修　扶桑社
・「自律神経を整える——心と体を整えるメンタル・トリートメント／ブックレット」小林弘幸監修　DELTA

コロナ感染《かんせん》を終決《しゅうけつ》させよう

2023年2月15日　初版第1刷

著　者 ―――――― 力丸米雄《りきまるよねお》
発行者 ―――――― 松島一樹
発行所 ―――――― 現代書林
〒162-0053　東京都新宿区原町3-61　桂ビル
TEL／代表　03(3205)8384
振替00140-7-42905
http://www.gendaishorin.co.jp/
カバーデザイン+イラスト ―― 本間公俊
本文・DTP ―――――― 瀬賀邦夫

印刷・製本：(株) シナノパブリッシングプレス
乱丁・落丁本はお取り替えいたします。

定価はカバーに
表示してあります。

ISBN978-4-7745-1971-5 C0047